艾滋病科普教育丛书

为"艾"解忧
——科学应对篇

杨兴祥◎主审

陈雪梅　毛孝容◎主编

U0205805

西南交通大学出版社
·成　都·

图书在版编目（CIP）数据

为"艾"解忧. 科学应对篇 / 陈雪梅，毛孝容主编
. 一成都：西南交通大学出版社，2023.6
ISBN 978-7-5643-9345-8

Ⅰ. ①为… Ⅱ. ①陈… ②毛… Ⅲ. ①获得性免疫缺
陷综合征 – 防治 – 普及读物 Ⅳ. ①R512.91-49

中国国家版本馆 CIP 数据核字（2023）第 104645 号

Wei "Ai" Jieyou —— Kexue Yingdui Pian

为"艾"解忧——科学应对篇

陈雪梅　毛孝容　主编
责任编辑　罗俊亮
封面设计　原创动力

出版发行　西南交通大学出版社
　　　　　（四川省成都市二环路北一段 111 号
　　　　　西南交通大学创新大厦 21 楼）
发行部电话　028-87600564　87600533
邮政编码　　610031
网址　http://www.xnjdcbs.com
印刷　四川煤田地质制图印务有限责任公司

成品尺寸　140 mm×205 mm
印张　5.875
字数　123 千
版次　2023 年 6 月第 1 版
印次　2023 年 6 月第 1 次
书号　ISBN 978-7-5643-9345-8
定价　30.00 元

编委会

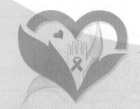

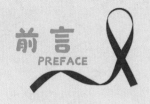

前言
PREFACE

　　"艾滋病"三个字对我们而言已经不再是陌生的字眼，但艾滋病这种疾病对普通老百姓来说就像一个"熟悉的陌生人"，似乎知道又很不了解，听着就觉得心惊胆战。艾滋病有那么可怕吗？它究竟是怎样一种疾病呢？

　　艾滋病传播的隐匿性是艾滋病传播速度快的主要原因，也是艾滋病让人们感到恐惧的主要原因。自从艾滋病病毒开始流行以来，全球已有8420万人感染了艾滋病病毒，死于艾滋病相关疾病的人数高达4010万人。世界各地相关部门都在积极抗"艾"，2021年，全球现存活3840万艾滋病病毒感染者，新发艾滋病病毒感染人数150万人，65万死于艾滋病相关疾病。其中15岁以上有3670万人，15岁以下人数达170万人，约有590万艾滋病病毒感染者不了解自己的感染状况，导致艾滋病继续悄无声息地蔓延。因此，艾滋病已成为人类重大的公共卫生问题和社会问题。

　　2021年，联合国大会表决通过了关于到2030年结束艾滋病流行的政治宣言。宣言指出，要实现这一伟大目标，需要实现"三个95%"：即95%的感染者通过检测知道自己的感染状况，95%已诊断的感染者接受抗病毒治疗，95%接受抗病毒治疗的感染者体内病毒得到抑制。要实现这个目标任重而道远。在有可用的艾滋病疫苗使用之前，我们也需要全民认真地全面认识艾滋病，了解艾滋病及艾滋病的防治知识，以防为主，防治兼备，大家齐心协力，共同努力战胜艾滋病。

　　所谓知己知彼，才能百战百胜。本书秉承科学实用的原则，采用科普的写作手法，以传授和普及艾滋病健康知识为宗旨，是"为'艾'解忧"系列科普丛书的上篇——科学应对篇，包括艾滋病基础知识、检查、预防、治疗和随访五部分内容，每部分用改编的真实案例导入，以一问一答的方式解答大众最关注、最困惑、最想知道的问题，全面、系统、深入浅出地介绍了艾滋病的相关知识。同时，针对每个知识点附上生活小贴士和名言名句，以起到警醒和引人深思的作用。

授人以鱼不如授人以渔。我们希望这本书能作为人们全面、深刻了解艾滋病和科学防范艾滋病的科学途径，也能作为艾滋病暴露者的紧急速查手册和艾滋病病毒感染者的科学就医指导手册。

本书通过充满正能量的故事描写，以积极的态度防范艾滋病，以包容的态度关爱艾滋病患者，并呼吁全体人民携手同心，共抗艾滋。限于编者水平，内容中不妥之处在所难免，望读者不吝赐教，批评指正。

目 录
CONTENTS

第二章
检查

第三章 预防

第四章

治疗

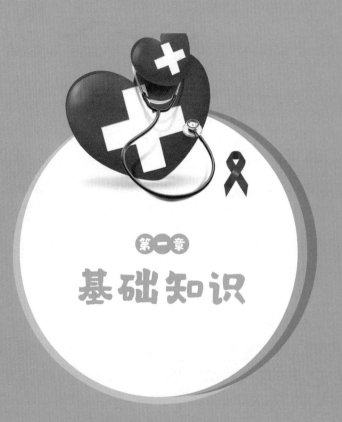

第一章

基础知识

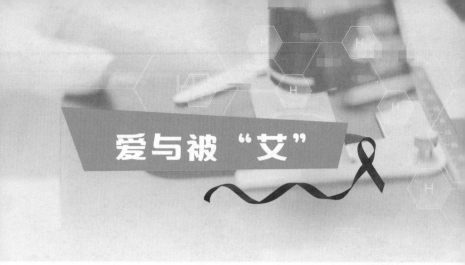

爱与被"艾"

"啪啪啪！"小杜熟练地拍打着自己的左侧手肘窝处，右手持针，麻利而又急切地将注射器针头刺入静脉。随着药液缓缓推入，小杜的呼吸变得舒缓，他抬起头来长吁一口气，眼神逐渐变得迷离，沉浸在"飘飘欲仙"的快感中。

小杜出生在一个小康家庭，高中毕业后，通过熟人介绍，小杜来到一家酒吧打工。开朗大方的小杜很快和同事打成了一片。

有一次，朋友们在一起喝酒K歌，玩着玩着大家就开始吸一种叫"散冰"的毒品，吸了"散冰"的朋友们就像醉仙似的快活。在好奇心的驱使下，小杜也尝试着吸了几口朋友递上来的"散冰"，从此就一发不可收拾。

吸毒使小杜变得越来越消瘦，面色蜡黄，精神恍惚。家里人认为小杜工作太劳累，劝他换一个作息规律的工作。直到有一天，小杜在房间偷偷吸毒被妈妈撞见，一家人才终于明白小杜变化的真正原因。

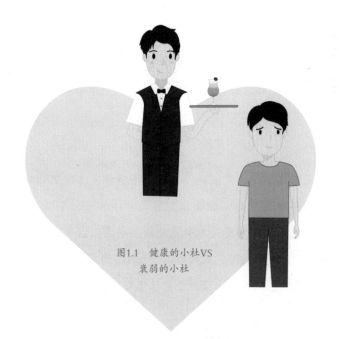

图1.1 健康的小杜VS
衰弱的小杜

　　为了帮助小杜戒毒，父母忍痛把小杜送进了戒毒医院。全家人以为只需要好好治疗，好好戒毒，小杜就可以变回以前那个乖孩子。可是，医生的一句话打破了一家人的美梦。医生说，小杜检查出了艾滋病，需要进一步治疗。小杜爸爸顿感五雷轰顶，一时没回过神来；小杜妈妈则瘫坐在地上，悲痛欲绝却流不出一滴眼泪，绝望地喃喃道："造孽啊！"小杜奶奶受不了打击，两眼一黑，晕倒过去。真的是屋漏偏逢连夜雨，祸不单行。

　　艾滋病究竟是什么病？竟然比吸毒的杀伤力还大，直接击垮了小杜一家，为何人人都谈"艾"色变？艾滋病为何如此凶残呢？

Q1：艾滋病究竟是什么病呢？

　　大家熟知的"艾滋病"只是一个简称，其实艾滋病的全名叫获得性免疫缺陷综合征，它的"洋名"叫AIDS。而导致艾滋病的罪魁祸首是人类免疫缺陷病毒，这个家伙也有个"洋名"，叫作HIV。就因为这个叫HIV的家伙偷袭人体，进而攻占全身，让人患上慢性全身性传染病。

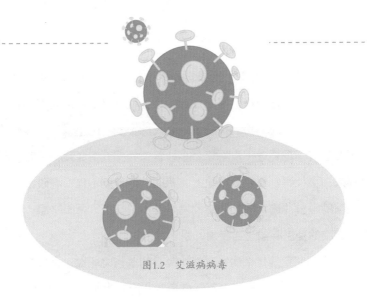

图1.2　艾滋病病毒

Q2：HIV是怎么攻破人体免疫的呢？

　　接下来再跟大家详细科普一下HIV是怎么在人体内"为非作歹"的。

　　HIV进入人体后可不会直接"摆烂"，它会明确果断地给自己规划"人生"，给自己立一个很明确的目标，那就是打败$CD4^+T$淋巴细胞。

　　$CD4^+T$淋巴细胞是人体内具有免疫功能的重要细胞，参与人体的细胞免疫反应。$CD4^+T$淋巴细胞的正常值约为$500\sim1500$个／μL，是可以直接反应机体免疫力水平高低的指标。

　　有了目标后，HIV会毫不犹豫地发起猛烈的攻击，大肆破坏$CD4^+T$淋巴细胞，导致其数量大幅度减少，使人体免疫系统逐渐瘫痪。

　　当免疫系统出现缺陷，细菌、病毒、真菌等"家伙"就开始伺机而动，乘人之危，对人体发起"侵略战"，而战斗力低下的免疫系统根本无法招架它们的"武力"，只能眼睁睁地看着它们在人体内肆意乱来，导致人体发生感染，这种感染在医学上叫作"机会性感染"。

常见的机会性感染有：肺孢子菌肺炎、结核性脑膜炎、巨细胞病毒视网膜炎、弓形虫脑病、鹅口疮、带状疱疹、肺结核、尖锐湿疣、真菌性皮炎和甲癣等。

真的是从头到脚都可能"遭殃"，甚至还可能会引发恶性肿瘤。而这一切的幕后黑手之一就是最擅长玩弄"借刀杀人"招数的HIV。

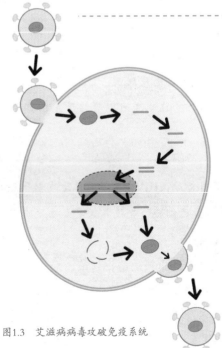

图1.3 艾滋病病毒攻破免疫系统

Q3：艾滋病（AIDS）是怎么来的呢？

　　有人说，HIV起源于野生黑猩猩，经过一系列复杂的进化，开始祸害人类。HIV最先在非洲"安营扎寨"，后来搭乘着非洲移民这个"顺风车"进入美国。HIV本以为自己躲藏得很好，最终还是被一个国际研究小组发现，这些来自美国、欧洲和喀麦隆的科学家通过野外调查和基因分析证实了HIV的存在。

　　1981年6月5日，美国亚特兰大疾病控制中心在《发病率与死亡率周刊》上介绍了5例艾滋病，这是世界上第一次有关艾滋病的正式记载，但当时还未赋予它艾滋病这一名称。

　　直到1982年，这种疾病才被命名为"艾滋病"。艾滋病开疆拓土的"伟大事业"从未停止过，自从被发现后，它再也不掩饰自己的"野心"，迅速向各大洲蔓延。

　　1985年，一个到中国旅游的外籍青年病逝在北京协和医院，后来被证实是死于艾滋病，这是我国发现的第一例艾滋病。

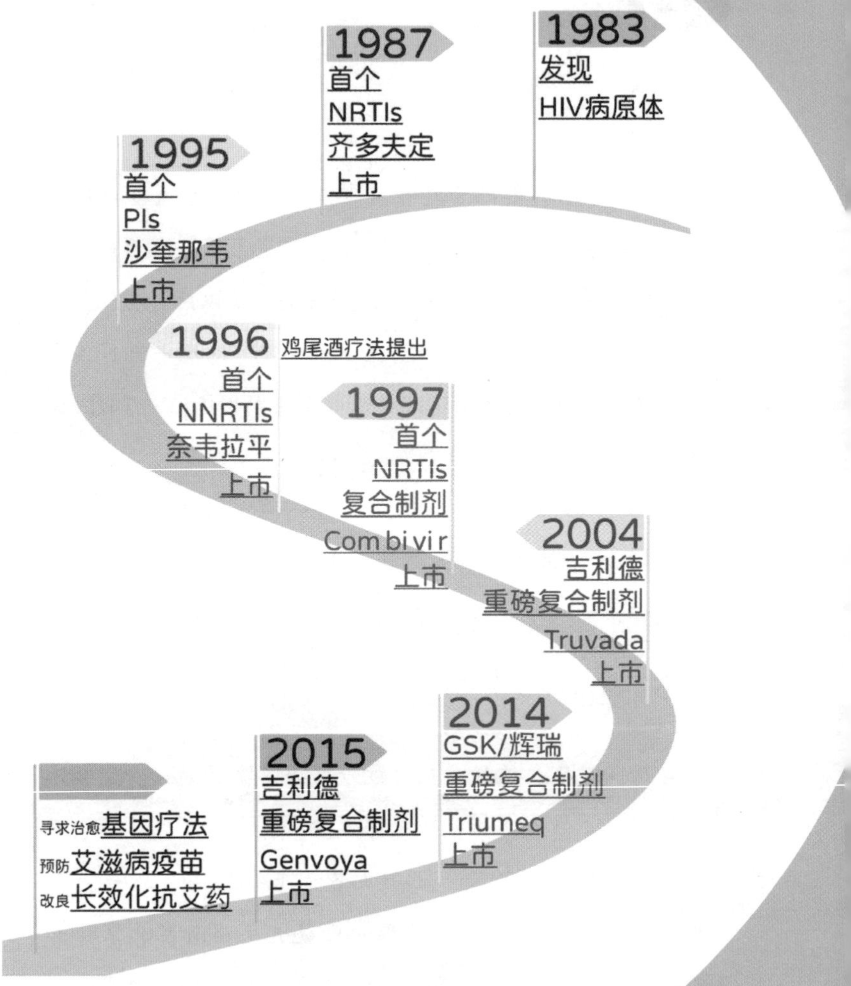

图1.4　AIDS治疗药物发展史

Q4：为什么我们会谈"艾"色变呢？

谈爱欢喜，可谈"艾"色变，这是为什么呢？主要还是因为以下原因。

一、谈"艾"色变，因为艾滋病病死率高。但这里说的高尤其是针对不治疗或者不正规治疗的HIV感染者或艾滋病病人（AIDS），所以大家千万别先自己吓自己。

对于那些感染了HIV但又不治疗的人而言，从感染到全身症状的出现大约8～10年。

对于那些出现了全身症状却不治疗的艾滋病患者，平均存活时间大约是12～18个月。

对于那些患有艾滋病且患有乙型肝炎／丙型肝炎的患者而言，因为"艾"的加持，"肝炎—肝硬化—肝癌"三部曲就像被按了n倍快进按钮一样迅速发展。

二、谈"艾"色变，还因为目前艾滋病无法治愈，同时"艾"还会导致人体免疫系统崩溃和机会性感染。

三、艾滋病和艾滋病病毒携带者群体庞大，根据联合国艾滋病规划署（UNAIDS）的估计，截至2021年底，全球现存艾滋病患者或艾滋病病毒感染者有3840万例之多，截至2022年底，我国报告的艾滋病患者及病毒感染者达到122.3万例之多，当年新发艾滋病病毒感染者有10.78万例。

种种原因，似乎人人都害怕艾滋病，进而出现艾滋病恐惧症。艾滋病恐惧症也叫恐"艾"症，可能会导致疲乏、多汗、眩晕、焦虑、抑郁、恐惧等症状。

其实这主要还是不懂"艾"，过分夸大"艾"的恐怖等原因造成的。用一句很通俗的话来概括就是"人吓人，吓死人"，恐艾症也是自己吓自己吓出来的。

只要我们充分了解"艾"，正确看待"艾"，有效防治"艾"，凭借人类的聪明才智，难道会败给区区一个病毒吗！就算暂时治不了它，对它也是有办法的！当然，最重要的还是离不开一个"防"字。

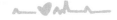

Q5：HIV为何会如此凶残？

　　HIV是一种变异性很强的病毒，就像孙悟空的七十二变，总是变着花样儿"迷惑"人体的免疫系统。

　　HIV"繁殖"速度很快，要不了多久就能"生出"无数的子子孙孙。凭借着"人海战术"持续和人体免疫系统作战。

　　一个HIV感染者每天要产生并清除大约100亿个病毒颗粒，但仍然无法完全清除掉人体里的HIV。

　　HIV的凶残之处不仅体现在对艾滋病患者身体的肆意残害，还体现在对患者心理上的残酷打击。因为社会对艾滋病严重的污名化和歧视，导致艾滋病患者不受待见，工作生活上处处受困。

　　艾滋病严重威胁着人类的健康和社会的发展，已成为威胁人类健康的第四大杀手，引起世界卫生组织及各国政府的高度重视。这也给我们每个人敲响了警钟，一定要在思想上重视它，行为上提防它。

1. 珍爱生命，远离毒品！

2. 用善良的心灵与人相处，用积极的态度面对生活！

3. 爱孩子是父母的本能，教育好孩子更是父母的责任，别让溺爱毁了孩子的一生。

阴险的友谊虽然允许你得到一些微不足道的小惠，却要剥夺掉你的珍宝——独立思考和对真理纯洁的爱！

——别林斯基

一根针惹的祸

　　小文急急忙忙地冲出小区，找到一辆共享单车，坐上车之前习惯性地用卫生纸擦了擦座凳。"哎哟……"一阵刺痛传来，手指被划破了，座凳上竟然插着一根不易察觉的细针！"也不知道是谁这么缺德。"小文嘟囔着从包里取出湿纸巾，擦了擦手，用湿纸巾包着针拔出扔掉，然后骑上车飞驰而去。

　　午餐时，小文跟同事说起早上遇到的倒霉事，同事听后半开玩笑说："网上好像也有这种类似的事，听说上面沾有艾滋病病人的血，你该不会也中招了吧？"说者无意听者有心，小文紧张得心脏怦怦怦地乱跳。

　　想着那根针上可能沾有艾滋病病人的血液，小文根本没办法集中精力工作。不到下班时间，小文便以身体不适为由请假去了医院。见到医生后，小文急切地讲述了早上的不幸遭遇和自己的担忧。医生安慰说："这种情况感染HIV的概率不大，不用太担心，但是必要的检查还是要做的。"

　　抽血检查的结果是阴性，可小文悬着的心并没有着地，因为医

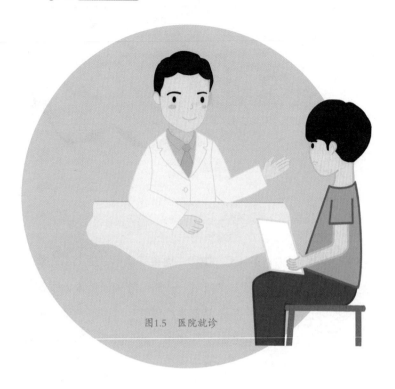

图1.5 医院就诊

生说为了保险起见，后续还需要每个月来医院抽血检查，如果到第三个月抽血检查的结果还是阴性，才能说明没有感染艾滋病病毒。

　　三个月就像三年、三十年一样漫长。这三个月里，小文每天都在想，自己的生活圈会不会隐藏着很多艾滋病病人。他们摸过的东西是不是自己也摸过，是否共用过厕所，甚至还和他们握手、拥抱过……这些想法总是不受控制地涌入脑海，令小文变得神经兮兮的。

　　慢慢地，小文变得越来越自闭，不敢谈恋爱，不敢和人握手，不敢骑单车，不敢上公共卫生间，不敢使用餐馆的餐具……

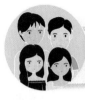

Q6：HIV是怎么进入人体的呢？

正常完好的皮肤是有屏障功能的，所以对于HIV，根本不带怕的。黏膜才是HIV侵入人体的主要门户，当黏膜破损，HIV就会乘机侵入人体。

目前，艾滋病的传播主要有三种途径：

1. 性传播：这是艾滋病的主要传播途径。包括不安全的异性性交、同性性交和双性性交。

2. 血液传播：包括共同使用同一针具注射毒品、不规范的侵入性医疗操作、不规范文身和文眉等。

3. 母婴传播：如果母亲是艾滋病患者，从怀孕到生下来都存在使孩子感染HIV的风险。

HIV主要通过三种方式"偷袭"婴儿：

第一种是通过胎盘进入胎儿体内；

第二种是经过产道分娩时，婴儿被感染。

第三种是经过母乳喂养感染婴儿。

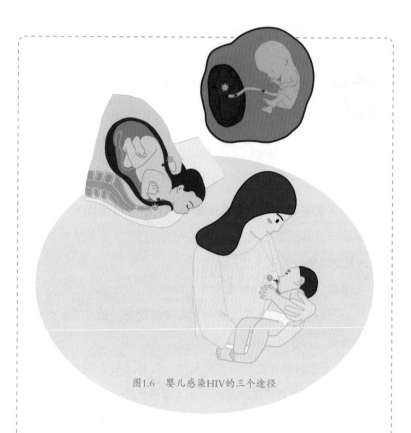

图1.6　婴儿感染HIV的三个途径

但是以下情况是不会感染HIV的：

1. 和艾滋病患者共处一室办公和学习，就算与HIV感染者共用文具、电脑、桌椅等，也不会感染HIV。

2. 和艾滋病患者一般的生活接触，如一起吃饭、握手、拥抱等，甚至连礼节性接吻，都不会被HIV感染。

3. 一些突然发生的咳嗽、喷嚏和蚊虫叮咬等情况也不会感染HIV。

因此大家对艾滋病患者也不必拒之千里和避之不及，更不要歧视和排斥他们。他们应该被公平对待，如普通人一样生活在阳光下。而且他们也希望得到大家的关心和支持。

1988年，世界卫生组织就将每年的12月1日定为"世界艾滋病日"，号召世界各国和国际组织在这一天举办相关活动，宣传和预防艾滋病的知识。大家一起行动起来，关爱艾滋病患者吧！

 Q7：哪些人容易"中招"呢？

只要不给HIV创造机会，艾滋病也不会来烦扰我们，但是HIV是属于"给点阳光就灿烂，给个缝就会钻"的家伙。不管男女老少，HIV对谁都不会心慈手软。那么哪些人更容易给HIV创造这个机会呢？

以下是很受HIV"青睐"的高危人群：男同性恋、性工作者、多个性伴者、吸毒者、血友病患者、经常输血者等。

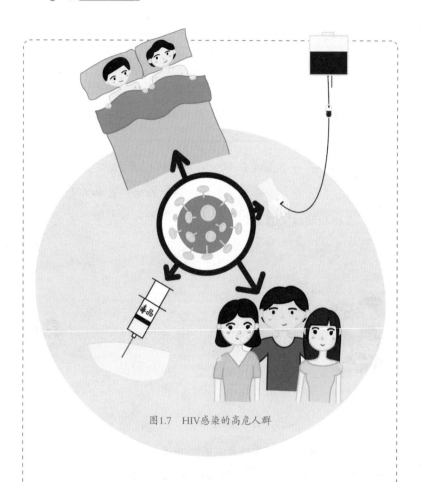

图1.7　HIV感染的高危人群

　　给大家仔细"唠唠"为什么吸毒者和血友病患者会得到
HIV的"垂青"。

　　吸毒者为了更"得劲"，会选择注射毒品，而"毒友"
间常共用注射器。用他人用过未消毒或消毒不彻底的注射器
针头很容易感染HIV。

血友病患者因为疾病的原因经常需要输血，虽然血液是规范合格的，但当HIV处在窗口期，就像施展了隐身技能般，在血液中检测不出HIV。反复多次的输血将增加感染HIV的风险。

在艾滋病防治宣传中还经常会提到"高危行为"一词。高危行为一般是指高危性行为，即那些没有采取任何保护措施，容易导致感染HIV的性行为，比如：不戴安全套的性交、多个性伴侣、性服务等。

Q8：HIV到底存在于哪些地方？

HIV主要来源于艾滋病患者和无症状病毒携带者，但并不意味着连他们的头发里都含有HIV。

HIV主要"躲"在艾滋病患者和无症状病毒携带者的血液、阴道分泌物、精液、胸腔积液、腹水、脑脊液、关节液、羊水、乳汁等体液中。

一般认为，艾滋病患者和无症状病毒携带者的汗水、泪水、口水、鼻涕、大便等是没有传染性的。

 Q9：HIV的"生命力"如何？

HIV在人体内的生命力极强，而且还"跑"得快。在24～48小时就能跑到局部淋巴结那里，5天左右的时间就能在血液中检测到。HIV到达了血液后更是不得了，开始对人体进行大规模破坏，引起病毒血症，导致急性感染。

虽然HIV在人体内嘚瑟得像个"王"，但一离开人体暴露在外界环境就马上"蔫菜"，生存能力变得极差。

因为HIV不耐高温，抵抗力较弱，在常温体外的血液中只能存活数小时。而且HIV还对热敏感，怕热得很，只要温度升到56℃，持续30分钟就可使HIV在体外对人的T淋巴细胞失去感染性；100℃处理20分钟可将HIV完全灭活。

大家最想知道的肯定是如何直接有效地杀灭HIV，其实操作也极其简单，只需将温度升到100℃，持续20分钟就可以将HIV灭活。

另外，用一些化学用品也是有奇效的，比如用70%的酒精、0.3%过氧化氢、10%漂白粉、4%福尔马林、2%戊二醛、35%异丙醇等消毒剂进行处理，只需10分钟就可以将HIV灭活。

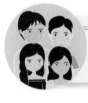 Q10：HIV感染 = 艾滋病吗？

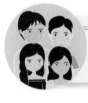

这个公式是不成立的，HIV 感染并不等于 AIDS。这其实是很多人都容易搞混的知识点，认为感染了HIV就是得艾滋病了，然后拿着网上查的艾滋病晚期症状对号入座，开始自己吓自己。

这得是多大的误会呀！

下面我通过一个公式来给大家进行解答：

HIV ＝人体免疫缺陷病毒＝艾滋病病毒

AIDS ＝获得性免疫缺陷综合征＝艾滋病

HIV进入人体后就是HIV感染，此时感染了HIV的人就叫HIV感染者。

艾滋病是指感染HIV后发病，全过程可分为急性期、无症状期和艾滋病期。艾滋病期是HIV感染后的最终阶段，此时的患者叫艾滋病患者。

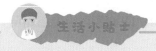 生活小贴士

1. 相信科学，从正规网站获取健康知识。

2. 生命是平等的，不要用有色眼镜看待艾滋病患者，给他们足够的尊严。

 名言警句

别的动物也都具有智力、热情，理性则只有人类才有。

—— 毕达哥拉斯

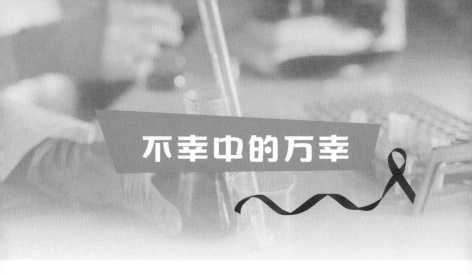

不幸中的万幸

小丽在大学的文艺汇演中和一位学长合唱了一首《爱如潮水》，也正如这首歌的歌词"我的爱如潮水，爱如潮水将我向你推"，小丽和学长很快坠入爱河。

可是甜蜜的爱情没有维持多久，小丽在一次偶然间发现男友的"私生活"很混乱，传统的小丽没办法接受，气愤地选择了分手。

虽然暂时没有了爱情，但小丽仍然做自己，热爱生活，好好学习，积极参加学校的活动和讲座，而今天小丽将要参加一场特别的讲座——艾滋病防治科普知识演讲。

"目前，我国对艾滋病的整体疫情持续控制在低流行的水平，但防'艾'工作仍形势严峻，呈现为'两头翘'的趋势，而且艾滋病还'钟爱'男同性恋……"医生继续讲解着艾滋病的相关科普知识。

越往下听，小丽越觉得自己选择分手没有错误，虽然不确定自己前男友到底有没有艾滋病，可按照医生说的，既是同性恋又是双性恋的前男友，属于易感染艾滋病的高危人群。

没过多久，小丽发现自己的手臂、前胸、后背上都长了一些红痘痘，想起那天在艾滋病科普知识讲座上看到的艾滋病患者的图片，小丽吓得寝食难安。虽然自己和前男友没有发生性行为，虽然医生说日常接触没有问题，但怎么就平白无故长痘痘了呢？

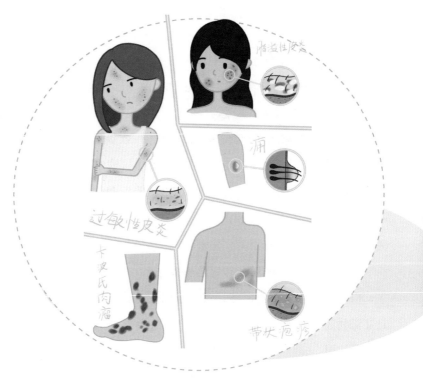

图1.8　过敏性皮疹与艾滋病皮肤表现的对比

好闺蜜看见了，安慰小丽说："你是过敏了吧！走，我陪你去医务室看看。"小丽忐忑不安地来到医务室，医生看了以后说："同学，你这是过敏，我给你开点药吃了就没事了！"小丽的心宽慰多了，但她还是不放心，不好意思地向医生讲述了自己的担忧，医生认真地听完小丽的倾诉，然后安慰着说："他有没有艾滋病你也只是猜测，不要自己吓自己了，你们分手也大半年了，再说你们的接触也是日常接触，如果你不放心就抽个血检查下。"

第二天，小丽拿到检测阴性的报告开心得像个孩子，心中的大石也落下了。医生告诫着："一定要好好爱自己，保护自己，理性谈恋爱，不要发生无保护性行为，一定要做婚前检查。"

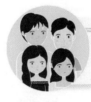

Q11：什么是"两头翘"？

虽然从胎儿到老年人，任何年龄段都有可能感染HIV，但艾滋病呈现出"两头翘"的发病趋势。一头指的是青年人，而另一头则是老年人。2020年，我国15～24岁青年艾滋病病例就近3000例，其中98.6%因性传播导致。

50岁及以上艾滋病患者占比上升非常明显，从2011年的22%上升到了2020年的44%。

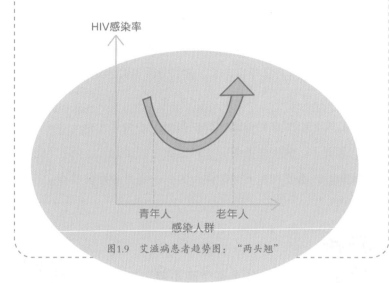

图1.9 艾滋病患者趋势图："两头翘"

Q12：为什么HIV"偏爱"男同性恋呢？

HIV从不挑剔感染对象，凡是和HIV感染者发生了无保护性行为的都有可能被选中，HIV尤其"偏爱"男同性恋，主要还是因为以下三点：

1. 因为男同性恋特殊的性交方式。与阴道黏膜相比，直肠黏膜更为脆弱，在性交过程中，更容易被反复摩擦的动作损伤，而受损的直肠黏膜正好为HIV打开了入侵的大门。

2. 相比阴道的酸性环境，HIV更喜欢直肠的弱碱性环境。

3. 大多数男同性恋都有多个性伴，这也给HIV打开了方便的大门，提供了更多"结识"他人的机会。

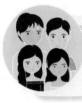

Q13：怀疑自己感染了HIV 该怎么办呢？

怀疑自己感染了HIV，千万别疑神疑鬼胡思乱想，正确的做法是排查自己是否感染HIV，一般主要有两种途径。

1. 通过正规的渠道购买艾滋病检测试纸（包括血液试纸、唾液试纸和尿液试纸）自行在家检测。不过这个自检的结果只能作为初筛的参考，并不能作为诊断依据。

2. 到当地正规医院挂感染科或者皮肤科的号，然后抽血化验。不过这种方式也只能作为初筛。

那怎么才算"尘埃落定"呢？

当初筛的结果是阳性或疑似阳性时，还需要将血液标本送到当地的疾控中心或有确认资质的医疗机构进行化验给出明确诊断。

Q14：HIV "潜伏" 在体内，身体会发出哪些 "信号"？

HIV侵入人体以后，体内的健康卫士——免疫系统发现外来物种入侵，于是立即发起"阻击战"，同时也会给身体的主人发送"信号"，告诉主人有外敌入侵，赶紧采取紧急措施。

急性期症状有：发热、咽痛、乏力、淋巴结肿大、皮疹、腹泻等。身体还会发送出的常见信号有：体重下降、鹅口疮、口腔毛状黏膜白斑、单纯性带状疱疹、特发性血小板减少性紫癜等。

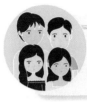

Q15：莫名的长一些痘痘是不是HIV感染初期？

艾滋病初期表现并不只是长痘痘。

首先得清楚HIV感染初期是指被HIV入侵后6个月左右的时间，最常见的症状为发热，还会出现咽痛、盗汗、恶心、呕吐、腹泻、皮疹、关节疼痛、淋巴结肿大及神经系统症状。但大多数患者的症状都比较轻微，持续1～3周后这些症状就可自行缓解。

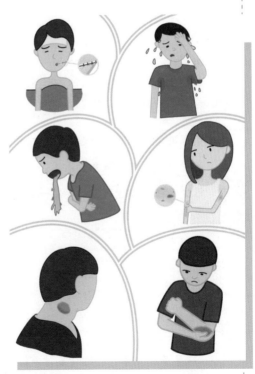

图1.10 艾滋病早期症状

HIV感染初期表现出的症状和感冒、胃肠炎、过敏等很相似，所以说并不是出现了发热、咽痛、恶心、呕吐、腹泻和皮疹等就是感染了HIV，也没必要因为出现这些症状就开始对号入座吓自己。

如果发生了高危行为后出现了上述症状，那就要警惕。但最后的判定仍然是血样中是否查出有HIV抗体或者HIV病毒。

 生活小贴士

1. 不要被表象迷惑，透过现象看本质。

2. 先爱自己，才有能力爱家人。

3. 每个人多一分理智，社会多一分平安。

 名言警句

快意事孰不喜为？往往事过不能无悔者。

——张九成

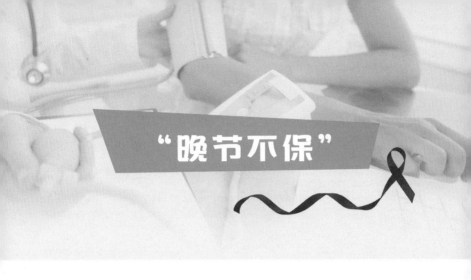

"晚节不保"

在宽敞明亮的医生办公室里，胡医生对车大爷的子女说："检查结果出来了，车大爷被确诊为艾滋病。"

车大爷的子女惊愕万分，不敢相信自己的耳朵，毕竟老爷子已经63岁了，再怎么得病也和艾滋病沾不上边呀！可奈何检查报告上白纸黑字，根本无法否认。

回病房的路上，姐姐小兰主张暂时不告诉老爷子，免得他尴尬羞愧。性格率直的弟弟小凡却气不打一处来："这有什么好尴尬的，我必须得问问清楚！"

刚进家门，没等姐姐小兰开口，小凡已经冲到车大爷面前："爸，你是不是不正经，去外面乱搞惹出了艾滋病啊？"

车大爷目瞪口呆，小兰以为车大爷受不了小凡这么重的质问，正想解释，车大爷却绝望地说道："哎，还是被你们知道了！"

儿女顿时瞠目结舌，不可置信地看着彼此。母亲去世多年，车大爷一直没有再找个伴儿。在他们心目中，父亲是一位少言寡语、

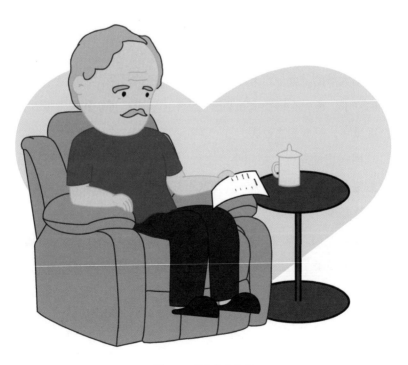

老实忠厚、作风正派的人。

车大爷看着自己的一双儿女，叹了一口气，将事情的原委交代了出来。原来车大爷退休以后感觉非常寂寞，老伴走得早，子女又不在身边，连个说话的人都没有，于是想给自己找个伴儿，一起搭伙过日子。

图1.11　孤独的车大爷

　　两年前经人介绍，车大爷认识了李阿姨，两人聊得很投机，很快就认定了彼此，且住在了一起。车大爷和李阿姨觉得自己都六十多岁的人了，不可能再怀孕生孩子，所以每次同房都没有用避孕套。

　　本来车大爷和李阿姨都商量好今年过年时就告诉各自的孩子，可谁想两个月前李阿姨日渐消瘦，反复感冒，吃药也不见好，去医院住院检查后被告知得了艾滋病，而且还是晚期，没过多久就走了。

　　两周前出现了和李阿姨同样的症状，车大爷才知道自己也没"跑脱"。

　　车大爷很无措，不敢将这件事告诉自己的子女，也不敢告诉自己的朋友，生怕被人知道了在背后乱嚼舌根，如果不是强行被自己子女拉去做体检，这件事也就不会被人知晓。车大爷越想越觉得难受，边哭边说："真的是晚节不保呀，没脸见人了！"

　　儿女听了父亲的哭诉，心里愧疚不已。其实这事不能怪父亲，还是怪自己作为儿女没尽到孝心，忽略了老人的感受。

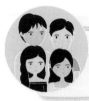

Q16：老年人群感染HIV的发病率
为什么逐年攀升呢？

大家都觉得艾滋病和老年人"不沾边"，但事实上感染HIV的老年人越来越多，主要有以下三方面的原因：

1. 老年人依然有性需求。

如今老年人口数量庞大，但是人老并不意味着他们就"不行"了。性需求是人体的正常需求，即使是老年人，对性生活的需求仍然强烈，也有足够的精力去享受性生活。

2. 存在高危性行为。

高危性行为是传播艾滋病的主要原因，若与艾滋病患者或HIV携带者发生性行为时不用避孕套等保护措施，将给HIV创造可乘之机。

就像案例中的车大爷一样，很多老年人认为自己年纪大了，或认为老年女性没有生育能力了就不必采取任何保护措施，导致感染HIV的风险增加。

3. 缺乏艾滋病相关知识。

老年艾滋病患者数量逐年增多，背后隐藏的问题是大多数老年人缺乏艾滋病相关知识，也不知道预防艾滋病的重要性以及如何预防性传播疾病。

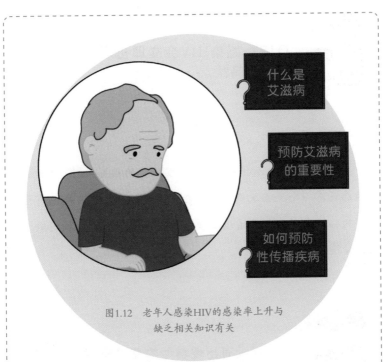

图1.12　老年人感染HIV的感染率上升与
　　　　缺乏相关知识有关

因为艾滋病主要通过性传播，所以有不少人认为艾滋病就是"脏病"，得了艾滋病的人就是"不正经"，喜欢在外面"乱搞"，其实这是严重的社会污名化，是大众的偏见。导致HIV感染者不敢检查、不敢治疗，生怕被人知晓，只能躲在没有光的角落里。

不管什么原因导致的HIV感染，每一位感染HIV的患者都应该被我们温柔以待，就算不爱，也别恶言相向。

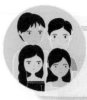

Q17：感染HIV会立即出现症状吗？

感染HIV一般不会马上就出现艾滋病的相关症状。因为艾滋病还有一个无症状感染期，在这个阶段感染者可能没有任何的临床表现，仅能通过血液检查发现CD4$^+$T淋巴细胞数量持续缓慢减少。

Q18：没有出现典型的艾滋病症状就真的安全吗？

没有出现典型的艾滋病症状并不表示就很安全，具体什么时候会表现出艾滋病症状也因人而异。

每个人的健康状况不同，可以从急性期进入无症状期，或无明显的急性期症状而直接进入此期，持续时间一般为

4～8年。所以高危人群建议定期做艾滋病相关检查，不要以为没有出现相关症状就万事大吉，当症状出现的时候可能就错过了最佳治疗时间。

对于艾滋病、梅毒、淋病、尖锐湿疣、性病性淋巴肉芽肿病等性传播疾病而言，检查确实很重要，但是避免高危行为的发生才是最主要的，防大于治！

艾滋病、梅毒、淋病被《中华人民共和国传染病防治法》列为乙类传染病，需要我们严肃对待。

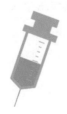

Q19：窗口期＝潜伏期？

实际上，窗口期和潜伏期是完全不一样的。

窗口期是指即使做检查也发现不了HIV的那段时期。对于不同的检测方法，窗口期的时间也不相同。

潜伏期是指HIV感染后人体没有出现任何症状的时期，看似和健康人一样，但是可以检测到HIV，而且此时期是具有传染性的。

HIV的潜伏期很长，但窗口期一般为14～50天。也就是说感染HIV后14～50天就能通过检测确诊，而感染者确诊后还可能经过很长一段时间才表现出临床症状。因此，窗口期与潜伏期是完全不一样的两个概念。

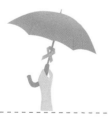

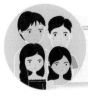

Q20：艾滋病后期有多可怕？

艾滋病后期主要表现为持续一个月以上的发热、盗汗、腹泻，体重减轻，部分患者还会表现出神经精神症状，如记忆力减退、精神淡漠、性格改变、头痛、癫痫等。

另外，还可能出现持续性的全身淋巴结肿大，其特点如下：

1. 除腹股沟（俗称大腿根部）以外的其他部位，出现了两个或两个以上部位的淋巴结肿大。

2. 淋巴结的直径大于1cm，且按压时也不会感觉到疼痛和粘连。

3. 持续时间3个月以上。

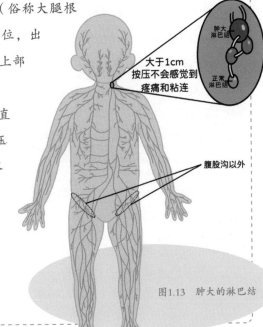

图1.13 肿大的淋巴结

晚期最恼火的是人体免疫的崩溃，导致各种机会性感染出现，甚至出现淋巴瘤、卡波西肉瘤等恶性肿瘤，最终身体的各大器官遭受不住"折磨"而全面"罢工"，表现为多器官功能的衰竭、恶病质。真如"钝刀割肉"，让人苦不堪言，直至生命终结。

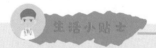 生活小贴士

1. 关注空巢老人，陪伴才是最长情的告白。

2. 活到老学到老。学习艾滋病等性传播疾病知识，了解其防治方法，给你的健康加一层屏障！

3. 全程正确佩戴安全套，是预防艾滋病性接触传播最有效的措施。

 名言警句

知足而不贪，知节而不淫。

——林逋

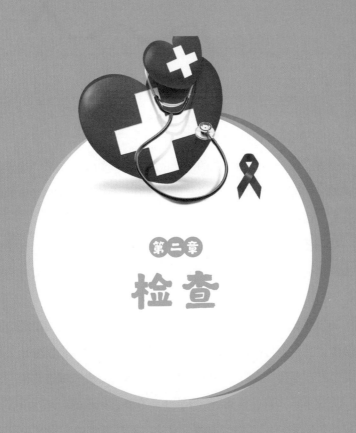

第二章

检查

年少的轻狂

听完公共卫生救治中心的医生做的艾滋病知识讲座后，辅导员建议同学们都可以试试艾滋病的自检试纸，并给每位参加讲座的同学分发了试纸。

大路手里拿着辅导员分的艾滋病自测试纸，对着兄弟大林说："大家都在说要查，要不等下回去了我们也试试？"结果大林并不理会，白了一眼大路后就径直去图书馆了。

虽然瞒住了所有人，但大林自己清楚，自己是个地地道道的同性恋者，与不少男同性恋有过一夜情，但从没意识到会发生什么不好的结果，直到今天听了讲座才惊觉自己是艾滋病的高危人群。

大林承认，自己被艾滋病吓到了。在经过很长的心理斗争后，大林还是跑到厕所里悄悄地做了自检，不过万幸的是大林并没有"中招"，可仍旧有些担心。

正当大林一筹莫展的时候，突然想着班级群里辅导员推送的几个公共卫生救治中心医生的微信，说是方便同学们咨询。大林急忙找出来，思虑再三，惴惴不安用自己的小号添加了一位医生。想着医生反正也不认识自己，于是鼓起勇气，跟医生简述了下自己的情况。

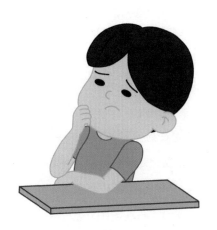

图2.1　惴惴不安的大林

大林已经做好了自己被说性取向"不正常"的准备，可是医生言语间并没有任何的歧视，这也让大林毫无保留地说出了自己的经历和纠结。医生建议大林到医院抽血检查，不过好在结果是阴性。

从此大林学会控制自己不再"乱来"，有了自己固定的伴侣。不再追求所谓的刺激，学会了用避孕套，也会经常进行自检。

Q21：什么是艾滋病自检？

艾滋病自我检测（又称自检）是指非医学专业的个人或团体，在私密环境里，独自一人或同自己信任的人一起采集自身样本进行艾滋病检测，读取结果方便快捷的一种艾滋病检测方法。

自检作为一种有效的艾滋病检测补充手段，适应于不同环境下的各种人群，操作简单、隐秘，可接受度高。

所以自检有利于扩大HIV的检测范围，能有效帮助高危人群自我发现HIV感染，从而提高HIV检出率，也能促进受检者进一步进行HIV的确诊和后续抗病毒治疗。

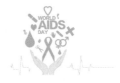

Q22：艾滋病的自检方法有哪些呢？

艾滋病的自检方法主要有以下三种：

1. 通过刮取口腔黏膜的渗出液进行艾滋病检测。这种方法简单易操作，而且采集样本无痛，大多数人都能正确采样和检测。

2. 通过采集指尖血进行艾滋病检测。这是国际推荐使用的艾滋病自检方法，大部分重点人群倾向选择血液检测。不足之处就是血液检测的正确率有待提高，而且指尖采血是有创操作，不仅给人带来痛苦，血液还可能污染环境，危害到他人的健康。

3. 通过尿液检测试剂进行艾滋病检测。这种检测方法适用于那些持续处于艾滋病感染的高风险人群，主要包括男男性接触者、性工作者、接受输血者、多性伴者、吸毒者等。有了这个试剂他们就不需要频繁地去医疗机构就诊，减少了频繁出入医院而产生的心理负担。

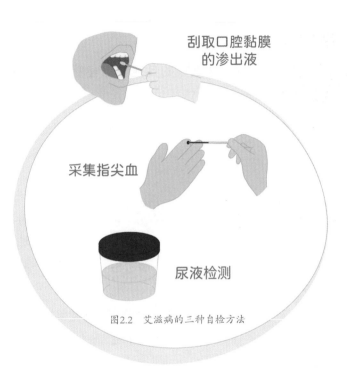

刮取口腔黏膜
的渗出液

采集指尖血

尿液检测

图2.2　艾滋病的三种自检方法

Q23：自测试纸的准确率高吗？

　　通常来讲，符合生产标准的HIV试纸准确率可以达到95%～99%。HIV试纸的检测结果也会因个人操作不当而出现一些误差。

所以，在自我检测中要正确使用HIV试纸。

1. 正规渠道购买符合生产标准的HIV试纸。

2. 注意使用方法。

在血液、唾液、尿液采集过程中注意不要污染试纸和样本。

采血前后要注意消毒，避免病毒或细菌感染。

采集样本后，撕开试纸的保护层，滴入缓冲液，再将样本与试纸接触，最后观察结果。

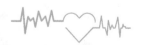

操作方法

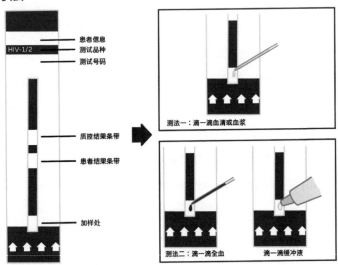

结果判断

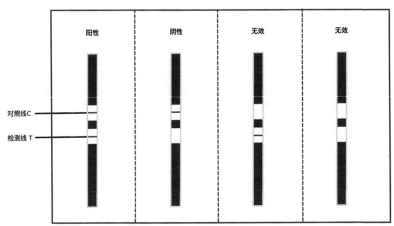

图2.3 自测试纸的使用

Q24: 检测用的缓冲液有什么作用呢？

　　缓冲液是艾滋病试纸检测的稀释液。它的渗透压、pH值都和人体血液一样，可以使血液里的红细胞保持原形，而不产生凝集和溶血，从而使试纸检测时反应速度更快，也利于更顺利地读出检测结果。

　　如果血液凝固过快，可能造成血液还未扩散到检测区就已经凝固，将直接导致检测失败。若血浆中微凝血块过多，会减慢扩散的速度，导致检测结果不准确或产生检测结果时间延长。

　　缓冲液是一把"双刃剑"。在加入稀释液后，血液的浓度会降低，血液中HIV抗体的浓度也随之降低。这也对试纸的灵敏度提出了更高的要求，要求试纸能够敏感地检测出更低浓度的HIV抗体。

　　如果加入过多的稀释液，HIV抗体浓度太低，可能导致检测结果出现假阴性。

缓冲液正确的使用方法：用采血针刺破手指，挤出两滴血液，滴入试纸的样本采集区，然后加入1～2滴稀释液到试纸的样本采集区，等待5～15分钟，查看检测结果。

需要强调的是，如果检测结果为阳性，红线会持续显示60分钟以上。

1. 艾滋病检测有窗口期，过了窗口期以后检查的阴性报告才基本可以判定没有感染艾滋病病毒。

2. 加强自我约束，洁身自爱，避免高危性行为。

除了知识和学问，世上没有其他任何力量能在人们的精神和心灵中，在人的思想、想象、见解和信仰中建立起统治和权威。

——培根

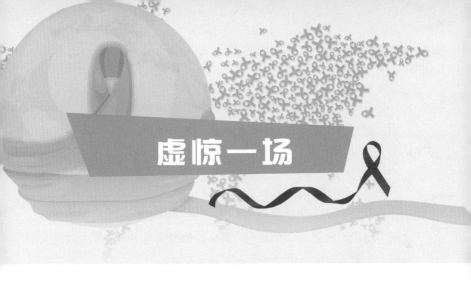

虚惊一场

我叫小艾，但我讨厌别人叫我"小艾"，因为最近我每天都在恐"艾"，害怕自己不幸感染上了艾滋病。

事情还得追溯到今年4月份，远在外地的男朋友突然回来看我，送了我99朵玫瑰和项链并向我求婚，之后在没有戴安全套的情况下，我们发生了第一次性关系。

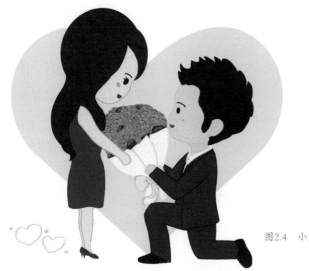

图2.4　小艾被求婚

其实我不该轻易相信他，什么爱情，什么山盟海誓，什么海枯石烂，都是他为了跟我发生性关系编出来的花言巧语。三个月后我们就分手了，分手的理由是我们不在同一座城市，我无法满足他的生理需求。

我很伤心，于是跟他大吵大闹，从吵架中我才知道，原来在我之前，他已经有过好几个女人。那么，他究竟与多少人发生过性关系呢？会不会因此感染了艾滋病？我不敢再想。

我开始担心，害怕自己因为那次和他发生性关系而感染艾滋病。于是我开始上网疯狂地查询艾滋病的资料。然而，不幸还是降临了。半年后，我开始牙龈出血，慢性腹泻，消瘦，偶尔低热……这些症状正符合我在网上看到的艾滋病相关症状。难道我终究还是被艾滋病"盯"上了？

我赶紧网购了艾滋病的自测试纸，站在昏暗的厕所里，我手忙脚乱地用针连着一次又一次地扎自己的手指尖，连着检查三次，可结果都是阳性。

俗话说，病急乱投医。我在慌乱中搜到一位网红神医，他给我配了半年的药，说可以让艾滋病检测阳性转阴。可药真的很贵，为凑药费，我省吃俭用，还卖掉了自己的电脑。

最终还是纸包不住火，这事被我爸妈知道了。在他们的坚持下，我忐忑不安地去医院抽血做了检查。检查结果令我又惊又喜，我居然没有得艾滋病！并不是网红神医的药发挥了奇效，医生推测我之前反复出现的腹泻等症状只是单纯的急性肠胃炎。

真的感谢上天对我的眷顾，我发誓，从此以后，我更要好好爱自己，好好生活。

Q25：采集指尖血进行自检需要
注意什么？

采集指尖血进行自检一定要按照以下步骤：

第一步：对照检测试纸仔细阅读使用说明。

试纸上S区小圆孔为加样孔，受检血样需要滴入此孔，窄长形凹陷区为判定结果区。其中，T为检测线的位置，C为对照线的位置。

第二步：采血。

采血用物：采血针、酒精、棉球。

采血部位：指尖或耳垂。

采血方法：用酒精棉球消毒采血部位，待酒精干后再采血，将受检血样滴入S区加样孔。

第三步：判读结果。

加样后10~15分钟内观察结果。

试纸上只出现一条红线（对照线C）为阴性结果。

试纸上出现两条红线（对照线C和检测线T）为阳性结果。

试纸上未出现红线，表示测试失败，需要重新取试纸进行检测。

Q26：自检结果阳性 = HIV阳性？

NO，这个等式不成立。

自检是一种艾滋病的快速诊断检测法，一种初步筛查手段，适用于不便前往医院接受检测的人群，其结果阳性不能直接判定为HIV阳性。

如果怀疑检测结果，应使用同样的检测试剂，尽可能使用同一份标本，再重新进行检测。

Q27：为什么不能单独以艾滋病自测试纸作为诊断依据呢？

HIV试纸的检测，虽然准确性比较高，但是需要在窗口期之后进行检查。一般需要在发生高危行为4周之后进行检查。

如果4周之后检测结果是阳性的话，就需要进一步到疾控中心或具有检测资质的医疗机构进行艾滋病的确诊试验，确诊试验为阳性才能确诊为艾滋病。

专家指出，艾滋病的检测必须在经过审批的HIV初筛实验室内进行，操作规程和检测方法必须按照《全国艾滋病检测规范》执行。不合格的艾滋病自测试纸和不规范的操作，都可能造成检测结果的不准确。

此外，自己在家检测时，消毒方面也达不到标准，如果确诊为感染者，其抵抗力比较低下，防护做不好，容易引起不必要的感染。

为"艾"解忧
——科学应对篇

Q28：什么情况下需要进行复检？

Q28
AIDS

　　因为空窗期的存在，所以没办法准确检测。因此，存在以下情况者，需要间隔一段时间进行复检。

1. 近期或有持续暴露风险的HIV阴性检测对象。

2. 在HIV暴露后6～12周内进行检测的对象。

3. HIV检测结果不确定的检测对象。

4. 针对初筛检测阴性而暂不能排除HIV感染的人群。

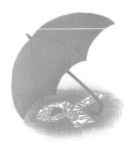

怀疑感染艾滋病病毒莫慌张，正规医院跑一趟，切勿病急乱投医！

凡遇事须安祥和缓以处之，若一慌忙，便恐有错，盖天下何事不从忙中错了，故从容安祥，为处事第一法。

——曾国藩

一失足成千古恨

小刘一个人坐在角落里，双眼无神，呆呆地盯着地上一动不动，大夏天的他竟然还裹着一件格子长袖，显得和周围格格不入。

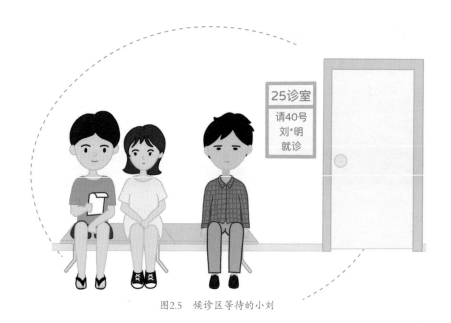

25诊室

请40号
刘*明
就诊

图2.5　候诊区等待的小刘

"请40号刘*明到25诊室就诊。"

"请40号刘*明到25诊室就诊。"

"请40号刘*明到25诊室就诊。"

叫号系统呼了三遍，小刘才回过了神，慌忙起身走进了诊室，并关好了门，垂着头坐在医生面前的椅子上。杨医生边刷就诊卡边问："因为什么来就诊的，有哪里不舒服吗？"

小刘抬起头但不敢直视杨医生的眼睛，眼神有些闪躲。在医生的再三询问下，小刘说出了事情的起因。

原来近一年来自己的智齿反复发炎、肿痛，在妻子的劝说下，上周四挂了口腔科的号，医生建议最好拔掉，在此之前筛查了一下血常规、凝血功能检测和输血全套。本来自己已经挂好了周五上午口腔科医生的号，等结果出来就去了，可结果……结果医生打电话告诉小刘，他的抗人类免疫缺陷病毒抗体阳性待确定，并让他尽快去医疗机构挂号看诊。

"其实我思来想去，是什么原因导致的，可能就只有那次出差在酒吧喝醉了……"小刘断断续续地将自己感染HIV的可能原因告诉了医生。医生听完安抚着说："先别急着下判断，初筛如果可疑，需要再次抽血进行HIV抗体的确诊试验。只有初筛和确诊试验都是阳性，才能确诊是艾滋病，所以先完善检查，看了最终结果再说。"

Q29：医院里的HIV检测方法有哪些呢？

目前各地正规医院和疾控中心检测HIV的方法通常有三种，如表2.1所示。

表2.1　正规医院和疾控中心检测HIV的方法

内容 项目 方法	第一种检测方法 （第三代试剂 检测）	第二种检测方法 （第四代试剂 检测）	第三种检测方法 （核酸检测）
HIV检出 时间	感染后3～12周	感染后2～6周	感染后1～4周
备注	抗体检测	可同时检测抗体 和抗原	可用于诊断及 治疗检测

艾滋病不等同于普通的感冒发烧，一旦确诊就会影响一个人的一生，所以医生给出艾滋病的诊断是一个非常慎重的过程，需结合流行病学史（包括不安全性生活史、注射毒品史、输入未经抗HIV抗体检测的血液或血液制品、艾滋病病毒感染者所生子女或职业暴露史等）、临床表现和实验室检查结果。

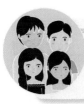 Q30：艾滋病检查有哪些项目
和内容呢？

艾滋病的检测项目和内容，如表2.2所示。

表2.2 艾滋病的检测项目和内容

序号		检查项目
1	一般检查	血、尿常规检查
		肝肾功检查
2	实验室检查	HIV-1/2抗体检测
		HIV核酸检测
		HIV基因型耐药检测
		$CD4^+T$淋巴细胞检测

在发生HIV暴露后，立即、4周、8周、12周和24周后这五个时间点进行HIV抗体的检测。

Q31：病毒载量检测有什么意义呢？

病毒载量是指血浆中可定量检测出病毒RNA的量。HIV感染者定期检测病毒载量有以下意义。

1. 有助于预测疾病进程。

2. 有助于评估抗反转录病毒治疗疗效。

3. 有助于指导抗反转录病毒治疗方案的调整。

4. 有助于HIV感染急性期／窗口期及晚期患者的诊断。

5. 有助于小于18月龄婴幼儿HIV感染的诊断。

Q32：HIV抗体检测 = HIV抗原检测？

HIV抗体检测与HIV抗原检测虽只一字之差，但就检测内容而言差别很大。

1. HIV-1/2抗体检测包括筛查试验和补充试验。

筛查试验结果阴性表示HIV-1/2抗体阴性，说明无HIV感染或处于感染窗口期。筛查试验结果阳性，则需要用原有试剂双份或两种试剂进行重复检测，如均呈阴性，说明HIV抗体阴性；若一阴一阳或均呈阳性反应，则需要进行补充试验。

抗体补充试验：抗体确证试验无HIV特异性条带产生，报告HIV-1/2抗体阴性；出现条带但不满足诊断条件的报告不确定，可进行核酸检测或2~4周后随访，根据核酸检测或随访结果进行判断。

2. HIV抗原检测。通常用ELISA方法检测血清中的p24抗原。

HIV抗体检测与HIV抗原检测的意义差别也很大。

1. 抗体检测的意义：

（1）以诊断为目的的检测，确定个体HIV感染状况，如临床检查、体检等。

（2）以血液筛查为目的的检测，防止输血传播HIV，如献血者筛查和原料血浆筛查。

（3）以监测为目的的检测，了解不同人群HIV感染率及其变化趋势，包括各类高危人群、重点人群和一般人群。

2. 抗原检测的意义：

（1）用于HIV感染窗口期、HIV抗体不确定或HIV阳性母亲所生婴儿的早期辅助鉴别诊断。

（2）用于第四代HIV检测试剂（抗体抗原检测试剂）阳性结果的辅助诊断。

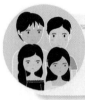

Q33：检测CD4⁺T淋巴细胞的意义何在？

CD4$^+$T淋巴细胞是阻击HIV侵犯的"统帅"，双方"交火"到最后都有不少损伤，清点CD4$^+$T淋巴细胞数量可以了解具体战况。

因此，检测CD4$^+$T淋巴细胞的计数意义重大。

1. CD4$^+$T淋巴细胞值是成人及15岁以上青少年HIV／AIDS临床分期的主要依据之一。

2. CD4$^+$T淋巴细胞（计数）（百分比）是儿童临床治疗分期和辅助的条件。

3. 对无症状HIV感染者及CD4$^+$T淋巴细胞计数高的感染者，每年进行一次CD4$^+$T淋巴细胞计数检测，用来评估疾病进展，判断预后。

4. 作为机会性感染的风险评估，辅助判断是否进行预防性治疗。

5. 有利于抗病毒治疗疗效的评价。

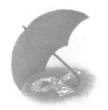

 生活小贴士

1. 爱没有对错，但爱可以理智。

2. 严格管理好自己，坚持使用安全套，避免高危性行为。

3. 如果怀疑自己患有艾滋病，应避免与他人发生性行为，

    及时就医，这是对自己负责，也是对社会负责。

名言警句

人生就像弈棋，一步失误，全盘皆输。

——弗洛伊德

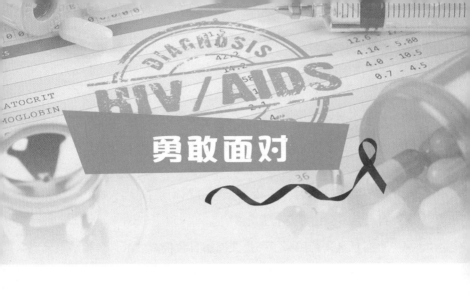

勇敢面对

小亦和女友同居一年了，两人过着幸福快乐的生活。

有一天，女友高烧不退，小亦赶紧送女友去医院，检测结果出来后，医生却要找女友单独谈话。

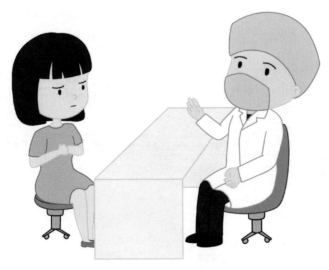

图2.6 女友和医生谈话

自那次与医生谈话以后，女友便像变了一个人似的，神情呆滞，也拒绝跟小亦亲热了。在小亦的百般追问后，女友终于说出了真相，原来女友感染上了艾滋病。

没等小亦缓过神来，女友已经夺门而逃了，小亦也不禁怀疑：自己会不会也感染上了艾滋病？

小亦赶紧去药店买了一盒艾滋病自我检测试纸，自检结果果然是阳性……他一屁股瘫坐在地上，开始仔细地思考艾滋病病毒的来源。究竟是女友传给自己的，还是自己传给女友的。小亦开始在脑海深处搜寻那隐藏已久的陈旧记忆……

三年前，小亦和一个好兄弟歃血为盟，用注射器抽出少量各自的血液后注射给对方，这样两人就是流着同样血液的亲兄弟了。

前不久，小亦听说那兄弟因病去世了，当时还感叹年纪轻轻就病逝，真可惜。现在想来，那兄弟可能是得了艾滋病，不然怎么会年纪轻轻突然病逝呢？小亦忍不住狠狠地扇了自己一耳光。真是年少无知，竟然干出互相注射对方血液这样愚蠢又荒诞的事来。

小亦和女友想了很久，决定要一起勇敢面对，积极配合治疗，做有担当的人。

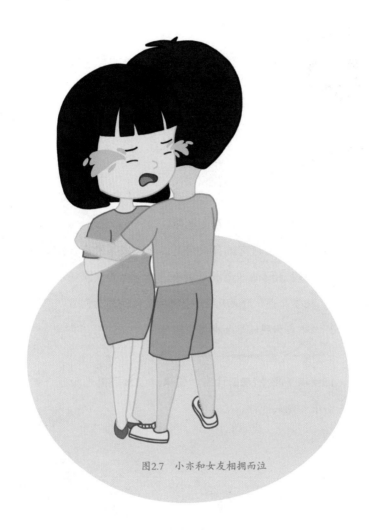

图2.7 小亦和女友相拥而泣

　　小亦似乎一夜长大，开始认认真真挣钱养家，和女友相互鼓励、相互督促规律服药，只要有空就学习艾滋病的相关知识。小亦知道，只有充分了解艾滋病，才能打赢这场持久战。

Q34：HIV感染早期诊断的标准是什么？

成人及15岁（含15岁）以上的青少年，符合下列任意一项即可诊断为HIV感染早期（也即I期）。

1. 3～6个月内有流行病学史，和（或）有急性HIV感染症状和体征，和（或）有持续的全身性淋巴腺病。

2. 抗体筛查试验无反应，2次核酸检测均为阳性。

3. 1年内出现HIV血清抗体阳转。

15岁以下儿童I期的诊断，需根据CD4$^+$T淋巴细胞计数和相关临床表现来进行。

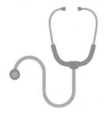

Q35：HIV感染中期诊断的标准
是什么？

HIV感染中期可由急性期进入，或由无明显的急性期症状而直接进入此期，持续时间一般为4~8年。

其时间长短与感染病毒的数量和型别、感染途径、机体免疫状况的个体差异、营养条件及生活习惯等因素有关。如果病毒数量越多，那无症状感染期可能就更短；如果个体身体强壮、营养良好，那无症状感染期可能更长。

成人及15岁（含15岁）以上的青少年，符合下列一项即可诊断为HIV感染中期（也即Ⅱ期）。

1. $CD4^+T$淋巴细胞计数为200~500个／μL。

2. 无症状或符合无症状期相关临床表现。

15岁以下儿童Ⅱ期的诊断，需根据$CD4^+T$淋巴细胞计数和相关临床表现来进行。

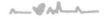

Q36：艾滋病期诊断的标准是什么？

成人及15岁（含15岁）以上青少年，凡确诊了HIV感染，且CD4$^+$T淋巴细胞数<200个／μL，或者符合下述各项中的任意一项，即可确诊为艾滋病期：

1. 不明原因的持续不规则发热，体温38℃以上，持续时间>1个月。

2. 腹泻（大便次数多于3次／日），持续时间>1个月。

3. 6个月之内体重下降10%以上。

4. 反复发作的口腔真菌感染。

5. 反复发作的单纯疱疹病毒感染或带状疱疹病毒感染。

6. 肺孢子菌肺炎（PCP）。

7. 反复发生的细菌性肺炎。

8. 活动性结核病或非结核分枝杆菌病。

9. 深部组织真菌感染。

10. 中枢神经系统占位性病变。

11. 中青年人出现痴呆症状。

12. 活动性巨细胞病毒（CMV）感染。

13. 弓形虫脑病。

14. 马尔尼菲篮状菌病。

15. 反复发生的败血症。

16. 卡波西肉瘤、淋巴瘤。

15岁以下儿童符合下列一项者即可诊断为艾滋病期。

1. 12月龄以下的HIV感染婴幼儿，$CD4^+T$淋巴细胞百分比<25%。

2. 12～36月龄的HIV感染儿童，$CD4^+T$淋巴细胞百分比<20%。

3. 37～60月龄的HIV感染儿童，$CD4^+T$淋巴细胞百分比<15%。

4. 5～14岁HIV感染儿童，$CD4^+T$淋巴细胞计数<200个／μL。

5. HIV感染和伴有至少一种儿童AIDS指征性疾病。

1. 当爱人查出感染了HIV时，要尊重对方，并立即对自己进行检测，采取积极的相应措施。
2. 慎重交友，理智做事。

人类被赋予了一种工作，那就是精神的成长。

——列夫·托尔斯泰

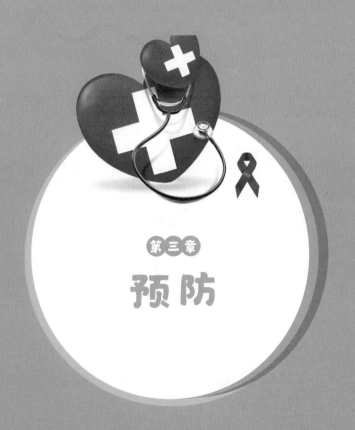

第三章

预防

小帅的一夜激情

　　我叫小帅，也算是我们系里的帅哥一枚，虽然长得不算特别俊美，但用同学们的话说，我的五官端正，轮廓分明，个高体健，性格开朗，关键是篮球打得漂亮，基本符合"唐伯虎"的特质，广受女生们的青睐。

　　七月份从大学毕业，我满怀期待地开始了找工作之旅。像很多同学一样，生活并没有给我特殊的优待，我四处碰壁、遭冷眼、坐冷板凳……挫败感油然而生。

　　找了三个多月的工作，也没能找到一份适合自己又待遇可观的工作。我已经伤痕累累，倍感身心疲倦，于是干脆"躺平"，开始了"啃老"的悠闲生活。

　　有一天刷视频，刷到了一位让我心动的女孩，我没克制住自己，跟她互动了几次之后，我感受到了她对我的好感。约见以后，我们去了酒店，之后的事情，就像大家想象的那样，我们发生了性关系，也正如大家想象的那样，激情之下，我没来得及戴安全套。

　　一夜激情之后，当我从美梦中醒来时，她居然不在身边，枕边只留下一张纸条，上面赫然写着："对不起，我有艾滋病。"

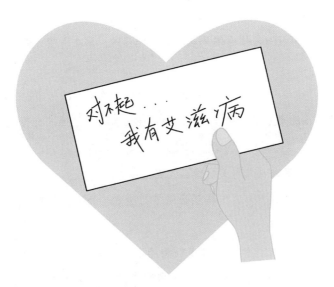

图3.1　纸上写着我是艾滋病人

那一刻，我的世界停止了转动，什么美好生活，什么纯真爱情，什么大好前途，一瞬间都没有了，只有无法抗拒的恐惧，像魔鬼一样死死地拽着我。

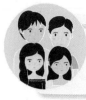

为"艾"解忧
——科学应对篇

Q37: 哪些措施可以预防HIV
感染呢?

虽然HIV可怕,但是也不是不能预防,要在以下方面多多注意:

1. 与异性相处期间保持头脑清醒,不要冲动行事,尤其是不在没充分了解对方的健康情况下发生无保护性性行为。

2. 坚持正确地并且全程使用安全套,以保护自身安全。

3. 不吸毒,不共用针具,避免血液传播。

4. 洁身自好,不提供性服务,避免婚外情,不同时与多人保持性关系。

5. 暴露前预防:这是一种生物学预防方法,是指在人们面临高风险HIV感染时,通过事先服用药物来降低被感染的概率。

暴露前预防用药并不是绝对的保障,更不是自己采取高危行为的保险,这种方法主要适合于男男性行为者(MSM)、变性人、多性伴者、性工作者、有性传播疾病者、共用针具者。

6. 暴露后预防:主要是指没有感染HIV的人群,在暴露于HIV高感染风险后的用药。如各种原因导致的和HIV感染者或感染状态不明者发生了明确的体液（血液、精液、阴道分泌物、乳汁等）交换行为，应在暴露后72小时内服用特定的抗HIV药物，以降低感染HIV的风险。

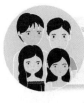 Q38：有预防艾滋病的疫苗吗？

目前是没有的。

由于HIV存在细胞接触传播，相较于非细胞接触的传播，通过细胞接触方式感染的HIV细胞会更早复制表达HIV的基因（检测到病毒基因表达在细胞间传播中的平均时间加快了19%，外周血单核细胞加快了35%）。加之HIV变异率高，科学家们在研发HIV疫苗上面临着巨大的挑战。但并不意味着人类就向艾滋病低头妥协，科学家们依然斗志昂然，夜以继日地研究它。在盖茨基金会的资助下，国际艾滋病疫苗行动组织（IAVI）与莫德纳公司合作，于2021年8月，正式启动全球首款基于mRNA技术的HIV疫苗临床试验。虽然没有人能卜算出HIV疫苗何时能够问世，但是我们坚信，以前的努力没有白费，我们距离HIV疫苗的终点越来越近。

　　预防HIV感染的疫苗距离广泛使用还有很长一段路要走，虽然在这条路上充满各种不确定性，但是只要不抛弃不放弃，相信终有一天科学家将会研制出艾滋病疫苗，从此艾滋病再也不能够挑衅我们人类了！

生活小贴士

1. 失败乃成功之母！生活对每一个人都是平等的，任何成功都需要付出努力，在失败中总结经验教训，越挫越勇，才可能成为生活的宠儿。

2. 信息网络时代消除了人与人之间交流的时空障碍，却增加了很多风险。网恋在每个年龄都有发生，真情甚少，大多因此家庭破裂、钱财丢失，甚至丧失健康、迷失自我。保持积极健康的心理状态，不沉迷网络。

名言
警句

因为容忍祸根乱源而不加纠正，危险已是无可避免的。

——莎士比亚

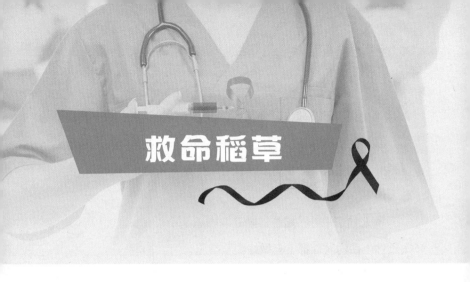

救命稻草

　　公共卫生临床中心皮肤病性病科霍医生的办公室里，一场特殊的谈话正在进行……

　　小美和晓峰从相识到相处已经两年多了，但在没有婚约之前，小美始终坚守着自己绝不婚前性行为的这道防线。

　　正当小美决定接受晓峰的求婚，将爱情进一步升华为夫妻情分的时候，晓峰拿到了自己的体检报告。体检报告显示，晓峰感染了艾滋病。

　　晓峰说小美是个好女孩，他不想欺骗她，也不想伤害她，所以他选择分手。

　　小美一个人坐在马路边，眼泪哭干了，眼睛也哭肿了，看着来来往往的人，她开始慢慢平静下来，想着晓峰平时的好，想到他现在绝望的模样，想着他可能从此一蹶不振，自暴自弃……小美突然心生怜悯。她不忍心就这样丢下他不管，毕竟曾经那么相爱，毕竟差一点他就成了她的丈夫。经过反复心理斗争之后，小美决定回到晓峰身边，他现在需要她的帮助。

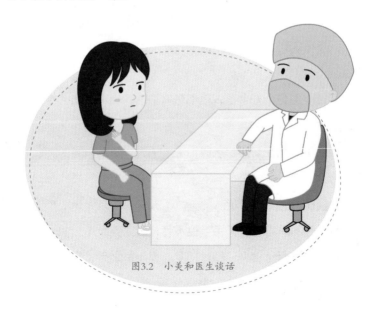

小美说服了晓峰，陪同他去医院做了各种检查，取了抗病毒的药，监督他坚持服药。在小美的精心照顾下，晓峰体内的病毒控制得很好，他们的生活也渐渐地恢复了些欢声笑语，有时候小美都快忘了他是艾滋病人。

两人如期举办了婚礼，婚后晓峰总是小心翼翼地呵护小美，每次过性生活的时候都不忘做好安全措施。

晓峰28岁生日那天，小美精心准备了晚餐和生日蛋糕，为了烘托生日气氛，两人喝了一些红酒。一路走来，确实有太多的不容易，或许是有些情感需要被宣泄，酒后两人同房，晓峰第一次忘了戴安全套。

一大早，小美猛然清醒，立即打车去了公共卫生临床医院，就有了故事开头的一幕。

图3.2　小美和医生谈话

小美："医生，您说我是不是傻？我会不会感染艾滋病？"小美说完哭得更伤心了。

霍医生温柔地说："你是个善良的好女孩，别太担心，我们可以服用HIV阻断药。现在距离你发生高危性行为还在24小时以内，服用阻断药成功率很高。也就是说，如果你规律服用HIV阻断药，感染艾滋病的可能性是非常小的，通常阻断药阻断成功率高达99.5%。"

听完霍医生的话，小美仿佛抓住了救命的稻草，她连忙说："医生，我一定一定好好吃药！"

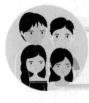 Q39：HIV阻断药是什么？

HIV阻断药也称暴露后预防用药。在发生高危行为或者医务人员职业暴露后的72小时内服用，可以帮助人们有效阻断HIV的感染。

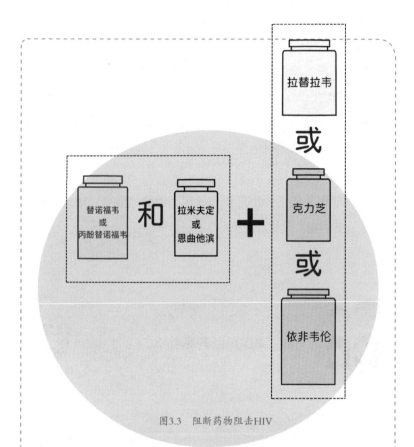

图3.3　阻断药物阻击HIV

常用三联药物方案，目前首选的阻断方案是替诺福韦（核苷类反转录酶抑制剂）+恩曲他滨（核苷类反转录酶抑制剂）+拉替拉韦（整合酶抑制剂）；另一方案是用替诺福韦+恩曲他滨+克力芝或依非韦伦。

Q40：阻断药＝抗病毒药？

阻断药和抗病毒药是同一种药，但它们又有一定区别。

阻断药是起阻断作用的抗病毒药，常用于高危行为后极早期的治疗，虽然阻断药也属于抗病毒药，但阻断药的要求更高，通常要求高基因屏蔽、高药物疗效、低不良反应。

治疗艾滋病的药物是通过抑制病毒复制、降低其基本生长率来达到治疗目的的，通常使用两个核苷类反转录酶抑制剂，如替诺福韦加恩曲他滨或拉米夫定，再加上第三种药，也就是核心药物。

阻断药和治疗使用的抗病毒药相似，区别在于第三种药物。

阻断时选用的是整合酶抑制剂，如多替拉韦。而治疗时选用的是非核苷类反转录酶抑制剂，如依非韦伦片、蛋白酶抑制剂以及整合酶抑制剂。

阻断药选择整合酶抑制剂作为核心药物的原因是其基因屏障高、不易耐药、药物毒性低、药物疗效高。

阻断药之所以要求在发生高危行为后72小时内服用，是因为阻断药在和HIV赛跑，在这个时间段内，阻断药跑赢HIV的可能性更大。在HIV进入血液前将血药浓度升上去，以阻止HIV到达血液后"开疆拓土"搞破坏。

　　以性接触传播为例，HIV先侵犯黏膜部位，穿过黏膜屏障后进入人体的组织、细胞、淋巴结，并在淋巴结繁殖，最后到达最终战场——血液。发生高危行为后，尽早服用阻断药，让血液达到抵抗HIV的有效药物浓度。当然，如果能在HIV到达淋巴结前，甚至在通过黏膜屏障之前就能达到有效的药物浓度，阻断的成功率将会更高。

　　如果阻断药姗姗来迟，HIV就会捷足先登；或者是阻断药在血液的浓度不够，也不能将HIV收拾利落，就会有残存的HIV"溜"进血液中作威作福。

　　重要的事情多说一遍，有效的阻断时机应为高危行为后72小时内，越早越好，尽可能在2小时内。

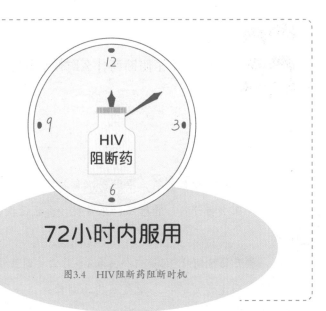

图3.4　HIV阻断药阻断时机

Q42: 阻断药在哪里能买到呢?

　　目前, 国内省、市级和部分县级疾控中心都有HIV阻断药物的储备。这是由政府采购并严格计划和要求, 免费发放给职业暴露人群。

　　对于非职业暴露者, 必须出具医生的处方, 自费购买阻断药。

Q43: 吃了阻断药什么时候复查呢？

　　通常在开始服药前，要做一次包括HIV抗体、全血细胞计数、血小板计数、肾肝功、尿常规、血生化指标等相关指标。

　　一般开始服药后2周、1个月和3个月需要到医院复查。

　　复查的主要目的：一是监测药物副作用，一般2周后需要检查血常规和肝肾功能，以确保用药的安全性；二是监测阻断效果，在1个月和3个月时检测HIV抗体，以观察是否阻断成功。

　　复查对服药者的健康和药物效果观察非常重要，所以一定要遵医嘱按时复查。

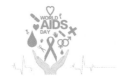

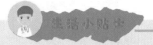

1. 洁身自爱，遵守性道德，是预防性接触感染艾滋病的良药。
2. 未婚男女为了保护自己和伴侣，性行为时请全程戴安全套。安全套不仅可以阻止病菌传播，还可以保护女性免受流产伤害。

见兔而顾犬，未为晚也；亡羊而补牢，未为迟也。

——《战国策·楚策四》

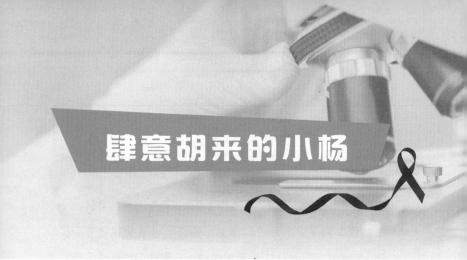

肆意胡来的小杨

"完了，完了，我该怎么办？"小杨一个人急得不知所措。网上的信息五花八门，说什么的都有，虽然内心更愿意接受自己希望得到的答案，但是对于艾滋病，不容小杨抱有一丝侥幸心理。

原来两天前小杨和一位同学因为一点小事发生了口角，后面大打出手，两人都见了血。这本是很平常的事，但是，那位同学竟然查出来是HIV感染者，最主要的是他当时没说，是他让自己女朋友也去检查，这件事才流传出来。

小杨感觉头皮发麻，后悔当时为何争一口之气，难道就不能忍一忍吗？也不知道打架的时候他的血有没有沾到自己的伤口，难道自己的前程要因此葬送？

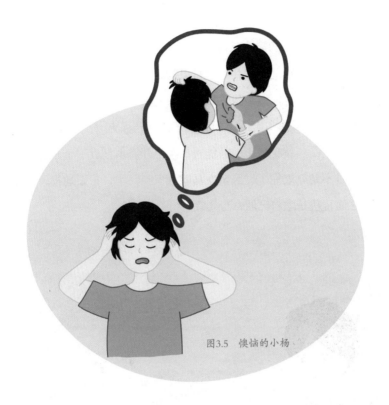

图3.5　懊恼的小杨

　　网上说暴露了可以吃阻断药，可是掐指细算，这暴露的时间都过了68小时了，说的是尽可能在2小时内吃是最好的，但好在没有超过72小时。

　　小杨真的如和生命赛跑一样，以最快的速度来到就近的医院挂号就诊看病，以最快的语速向医生说清了事情原委。医生给小杨开了阻断药，也开了检查，好在结果是阴性的，但为了稳妥，小杨还是需要继续服用阻断药，医生也详细地告知小杨阻断药口服的方法。

　　开始服药的时候，小杨还老老实实按照医生说的吃，可小杨被网络上说的艾滋病症状吓得不轻，又怕被人知道自己在吃这药，所以小杨希望自己能好得快点。自以为一次多吃点阻断药效果会加倍，就算是阳性也能因为药效强将结果扭转为阴性。

　　秉着少吃不如多吃的原则，小杨给自己下起了"猛药"，很快自己的阻断药就见底了，只能再找医生开。本是近一个月的药，竟然半月不到就吃完了，医生立马就意识到问题，狠狠地批评了小杨，这简直就是拿自己的命当儿戏。

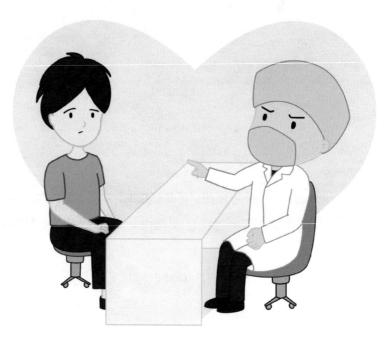

图3.6　小杨挨批

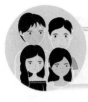

Q44：超过72小时还吃不吃阻断药？

超过72小时，阻断成功的可能性就比较小了，此时病毒很可能已经进入血液，再服用阻断药，基本上就等同抗病毒治疗了。

那这种情况下，到底还有没有必要吃阻断药呢？这就需要根据具体情况具体分析。

如果是直接输注了艾滋病感染者的血液，感染风险高达92%～96%，属于非常高危的情况，即使已经超过了72小时，也建议立即服用阻断药。

虽然此时阻断成功的可能性很小，但服药对于早期治疗和后续的病情控制来说还是非常有意义的。

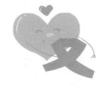

Q45：阻断药只有第一次吃才有效果吗？

有的人以为阻断药只有第一次吃才有效，第二次吃就会产生耐药性，药就没有效果了，其实不然。

第一次发生HIV高危行为后，在有效时间内通过规律服用阻断药，发生HIV暴露后立即、4周、8周、12周、24周后检测HIV抗体。

当再次发生高危险行为后，仍然要到专业机构，专业医生评估后再次服用阻断药，只要及时、规律服药，阻断效果跟第一次一样。

Q46：阻断药可以改变窗口期吗？

随着艾滋病检测技术的不断发展，目前艾滋病窗口期通常为14～21天，但也存在个体差异性，即有的人窗口期更短，有的人窗口期会更长。

但是服用阻断药是不会延长艾滋病的窗口期的，也不会影响检测结果的准确性。一般到高危行为后1～3个月，就可以确定是否感染了HIV。

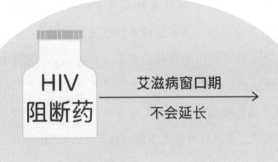

图3.7 服用阻断药不会延长艾滋病的窗口期

需要注意的是，服用艾滋病阻断药期间，最好减少性生活，并且必须戴安全套，这样相对安全一些。

另外还需要注意，在服用阻断药期间一定要避免再次发生HIV的高危暴露，如果高危因素没有彻底去除，用再好的阻断药都不可能阻断成功，因为阻断药不是"神药"，更不是每次冲动的"后悔药"。

Q47: 吃阻断药需要注意什么呢？

服药期间千万不要随意增减药或停药。阻断的成功率与血液中是否有稳定且有效的药物浓度紧密相关，别想着有用就大把大把吃，以为这样效果也会跟着加倍，更不能"看着"没效就擅自停药。

因为擅自增减药物剂量或暂停服药会破坏血液中药物浓度的稳定性，导致阻断药并不能达到有效阻断HIV的目的。

可能有人会问，如果之前已经因为药物副作用停了几天药，现在不良反应消失，接着吃阻断药还有效果吗？

这种情况下还能不能起到阻断效果很难说。因为中途停药会导致阻断失败率增加，但对于非常高危的情况，接着吃阻断药虽然阻断效果可能不理想，但对早期治疗却是没有坏处的。

如果中途不得已停药了，建议立即就诊，由专业医生根据具体情况做个体分析，最好不要擅自决定。

还有一点需要提醒的是尽量在固定时间服药，最好不要延迟超过 1~2 小时，因为这样可使血药浓度在尽可能小的范围内波动。如果确实有事情耽搁，漏服了药物，只要没有超过服药间隔时间的一半，就需要立即补服。

像拉替拉韦方案和克力芝方案都是12小时服药一次，如果在 6小时之内想起来了就立即补服；如果超过了6小时，就不要补服，等到下次按时按量服药。

阻断药一般服用28天。有研究显示，短于28天，阻断成功率会大受影响，大于28天则没有必要，之后做好监测和检查就可以了。

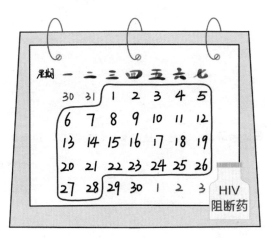

图3.8 阻断药服用28天

此外，还需要注意的是，服药期间可能出现一些副作用，尤其是皮疹，很多人误以为是艾滋病的表现。因此，出现不良反应时应立即就医，不要过分担心害怕，徒增心理负担。

 生活小贴士

1. 保证依从性，多次漏服会引起病毒耐药，导致治疗失败，还会导致无药可医。
2. 定时服药，定量服药。

 名言警句

不要回避苦恼和困难，挺起身来向它挑战，进而克服它。

——池田大作

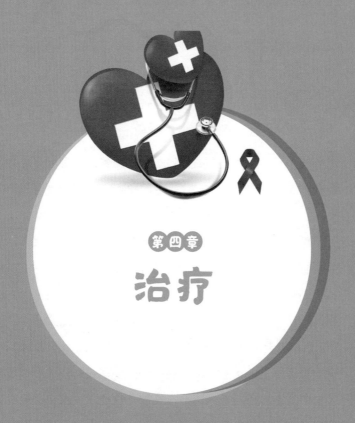

第四章

治疗

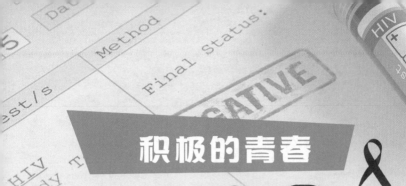

积极的青春

　　25岁的小王是一名优秀的销售员，他的梦想是有车有房有存款，娶一个漂亮贤惠的老婆，生一个可爱的宝宝，过举案齐眉的美好生活。

　　可不幸的是，今年2月份，小王被诊断为艾滋病感染者。从此，小王对生活和工作失去了热情和信心，常常情绪低落，有时还会莫名地暴躁。

　　好在还有家人一直以来的支持，他们用爱不断温暖着小王。终于在半年后小王走出了低沉无望的生活，开始尝试着积极面对。

　　医生告诉小王，艾滋病不是绝症，只要积极配合治疗，规律用药，定期复查，预期寿命还是很长的。这话像一粒定心丸，让小王看到了自己的前方是有路可走的，和其他人的生活一样充满了希望。

　　根据检查结果，医生给小王开了抗病毒药物，并叮嘱道："要按时按量服药，不可擅自停药或增减剂量，也不要随意改变服药时间。"

　　抱着一大堆药，想着以后就要终身成为"药罐子"，小王突然又想放弃。他紧皱着眉头，小心翼翼地问医生："其实我现在没有感觉到任何不舒服，要不是体检，根本就不会发现自己感染了艾滋病，我可以不吃药吗？"

　　"不可以！你现在还没有表现出任何症状来，这恰好是服药的最好时机。"医生语重心长地说："感染HIV以后，越早用药人体受益越大。早一点开始治疗，可以提前保护免疫功能，抑制疾病的进展，预防机会性感染。如果等到出现症状，身体感觉不舒服了再吃药就晚了，越晚开始治疗，免疫功能受损就越严重，恢复的可能性也就越小。"

　　听了医生的话，小王甩掉了自己的畏难情绪，坚定地点了点头。

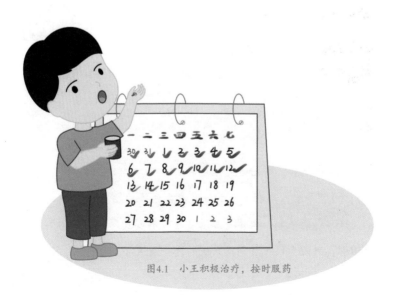

图4.1　小王积极治疗，按时服药

101

服药几天后，小王出现了恶心、呕吐、乏力、腹痛等症状，他赶紧去医院就诊。医生安慰道："不用担心，这些症状一般会在2至6周后缓解。记住千万不能随意减药或擅自停药，不然可能会产生耐药性和更强的毒副反应。"

就这样，小王继续保持积极乐观的心态，严格按照医嘱服药，认真配合治疗。半年复查时，医生高兴地说："恭喜你，你的CD4$^+$T淋巴细胞和病毒载量的检测结果都非常喜人，治疗效果非常不错！"

小王高兴得流下了眼泪，因为自己的坚持是值得的，是能得到好结果的。

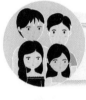 Q48：早治疗有什么好处？

HIV感染后，早治疗好处多。

（1）早治疗有利于及时恢复身体免疫功能。

HIV感染早期，机体免疫功能还没有明显降低，这时候及时治疗，可避免HIV对免疫系统的进一步破坏。

（2）早治疗有利于降低药物毒副作用。

如果早期就开始抗病毒治疗，患者身体状况比较好，体内的$CD4^+$T淋巴细胞水平较高，药物相关的毒副作用发生概率会下降，机体对抗病毒治疗的接受能力会增加，同时也会提高患者的依从性。

（3）早治疗有利于减少并发症和机会性感染。

长期稳定地抑制病毒复制，机体免疫功能基本维持正常，机会性感染发生的概率就大大降低。

（4）早治疗有利于延缓疾病进展，延长患者寿命。

研究表明，$CD4^+$T淋巴细胞数量大于350个／μL开始治疗比在200～350个／μL开始治疗的死亡风险低30%。

如果在早期开始抗病毒治疗，并使$CD4^+$T淋巴细胞计数维持在500个／μL以上，感染者的寿命可以接近正常人的寿命。

（5）早治疗有利于减少非HIV相关性疾病的发生。

感染HIV可能会造成身体多个器官出现非特异性炎症，包括心脏、肝脏、肾脏等身体多个器官的损伤，还会使一些肿瘤的发生概率增加。如果早期控制病毒载量，会降低非HIV相关性疾病的发病概率。

（6）早期治疗还能明显降低HIV传播的概率。

HIV传播效率与体内的病毒载量呈明显的正相关，也就是说，病毒载量越大传播力越强。早期治疗能有效抑制病毒在体内复制，极大程度地降低病毒的传染性。

为"艾"解忧
——科学应对篇

Q49：目前控制HIV的方法有哪些？

抗病毒治疗目的是最大限度地抑制HIV的复制，使病毒载量降低至目标水平，并减少病毒变异，重建机体的免疫功能，降低异常的免疫激活，减少病毒传播，预防母婴传播，从而降低HIV感染的发病率和病死率，减少非艾滋病相关疾病的发病率和病死率，使患者获得正常的预期寿命，提高生活质量。

Q50：鸡尾酒疗法和鸡尾酒有啥区别呢？

鸡尾酒疗法和鸡尾酒完全是两种不相干的东西。

鸡尾酒是将两种或两种以上的酒或饮料、果汁、汽水混合而成的一种混合饮品。

　　鸡尾酒疗法则是联合使用3种抗病毒药物来治疗艾滋病。每一种药物针对HIV繁殖周期中的不同环节，多种药物团结协作，从而有效抑制HIV，减少耐药发生，达到治疗艾滋病的目的。

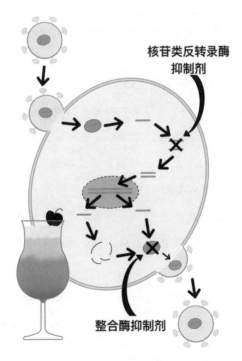

图4.2　鸡尾酒和鸡尾酒疗法

Q51：什么时候开始抗病毒治疗呢？

儿童一旦确诊HIV感染，无论CD4$^+$T淋巴细胞计数水平高低，均建议立即开始抗反转录病毒治疗（ART）。

成人及青少年一旦确诊为HIV感染，无论其CD4$^+$T淋巴细胞水平如何，都建议立即启动抗反转录病毒治疗。

如果出现下列情况需要加快启动治疗，包括妊娠、感染者经诊断进入艾滋病期、急性机会性感染出现、CD4$^+$T淋巴细胞<200个／μL、艾滋病相关肾脏疾病出现、急性感染期、合并活动性乙肝病毒或丙肝病毒感染。

如果患者存在严重的机会性感染或处于慢性疾病急性发作期，应积极控制机会性感染，待病情稳定后尽快开始抗病毒治疗。

在开始高效抗反转录病毒治疗前，感染者一定要做好充分准备，因为一旦开始治疗，就终身不能停止，必须严格遵医嘱规律用药，定期复查，不可擅自中断治疗或更换药物，有任何情况都需要及时与医生沟通。

每天坚持规律服药，可以防止HIV繁殖，从而降低HIV变异及产生耐药的风险。停药会使HIV数量成倍增加，还会增加病毒的耐药性，增加治疗失败的风险。

Q52：国内常见的抗HIV药物有哪些？

目前国际上抗反转录病毒治疗的药物有六大类，共30多种药物。分别为核苷类反转录酶抑制剂（NRTIs）、非核苷类反转录酶抑制剂（NNRTIs）、蛋白酶抑制剂（PIs）、整合酶抑制剂（INSTIs）、融合抑制剂（FIs）及CCR5抑制剂。

国内抗反转录病毒治疗的药物有NRTIs、NNRTIs、PIs、INSTIs及FIs五大类（包括复合制剂）。比较常见的有齐多夫定、拉米夫定、阿兹夫定、阿巴卡韦、替诺福韦、依非韦伦、艾诺韦林、多拉米替、克力芝等，还有单片复方制剂如必妥维（比克恩丙诺片）。

1. 生命本就短暂，与其消极等待，不如积极应对。

2. 永远别放弃自己，哪怕所有人都放弃了你。

困难要靠自己克服，障碍要靠自己冲破，在我们的字典里是没有"难"字的。

——拿破仑

文身的代价

　　我叫小昕，26岁那年对我来说是噩梦的开始。一切都要从我的左胸上莫名其妙地出现一块瘀伤样的斑点说起。这个斑点，我起初并不在意，但后来越来越大，很快覆盖了我的整个乳房。我去医院进行了检查。一周之后，我接到医院的电话，说我的活检结果是卡波西肉瘤。

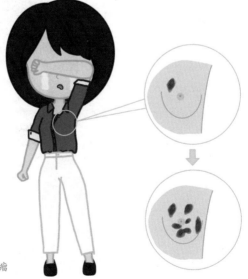

图4.3　卡波西肉瘤

还没等我缓过神来，医生又说："卡波西肉瘤仅在艾滋病终末期患者中出现……"

当听到"瘤"的时候我是悲伤的，但听到艾滋病的时候，我犹如被五雷轰顶，整个人都被击蒙了。冷静过后，我怎么会有艾滋病？我什么时候感染的艾滋病？我在哪里感染上艾滋病的？一定是弄错了。

我内心既矛盾又慌乱，我甚至不敢详细追问便匆匆挂了电话。

我把自己关在卧室里，先是痛痛快快地大哭了一场，然后开始回忆自己过去的这26年里究竟哪里出了问题。

我出生在一个小县城里，父母都是老实本分的普通职员，他们身体都很健康，没生过什么病。所以，我应该不可能是母婴传播的。

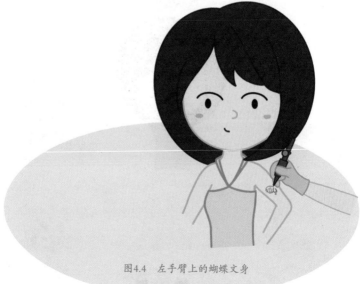

图4.4　左手臂上的蝴蝶文身

　　我回忆过去26年的点点滴滴，我不吸毒，没做过手术，没输过血，没谈过男朋友，没有性生活，唯独只有初中毕业那年，为了巩固我和好朋友的友谊，我们在左手臂相同的位置文了个一模一样的蝴蝶，难道就是那次文身……

　　我赶紧上网搜索艾滋病的相关知识，在一些论坛上，我看到好几个人都说自己因为文身感染了艾滋病。

　　我看着手臂上那幼稚的文身，突然有种罪恶感，我为自己的年少无知感到懊悔和自责，可是这世界没有后悔药，我不能让父母伤心失望，我必须去勇敢面对。

　　最终，一位慈祥的感染科医生给了我希望，他说艾滋病并不是"斩立决"，而是一种慢性传染病，坚持健康的生活方式和规律治疗，是可以保证寿命长度和生活质量的。

　　于是我满怀希望地开始了治疗，可服药几天后，我出现了严重的过敏反应。我赶紧去医院，医生安慰说："不用担心，这些症状一般会在2～6周后缓解。切记，千万不能随意减药和擅自停药，不然可能会产生更强的毒副反应和耐药性！"

　　我还年轻，我必须好好地活着。为了治病，再难受我都要坚持。

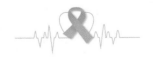

Q53：艾滋病能治好吗？

目前对于艾滋病"治愈"这个问题，通常描述为"长期病毒缓解"，这意味着人体内的艾滋病病毒已降至无法通过目前的检测手段检测出来的低水平。

医学上正在探索治疗艾滋病的方法有根除法和绝育疗法，目标是通过杀死所有被艾滋病病毒感染的细胞，以达到彻底清除体内的艾滋病病毒。但根除疗法目前还很难实现。

目前主流的抗反转录病毒疗法，可以控制艾滋病病毒的繁殖和传播，使许多艾滋病感染者的寿命基本接近正常人。只是这种治疗方法还不能彻底治愈艾滋病。

虽然艾滋病难以治愈，但是并不等于完全没招，坚持长期治疗是维持正常生活状态的唯一办法，但一定要注意以下方面：

1. 坚持规律服药，减少病毒复制，降低传染给伴侣的概率。

2. 维持免疫系统的正常工作，减少因免疫力下降而生病的概率。

3. 避免因为不正确服药而产生耐药性的机会，保证艾滋病治疗有药可用。

4. 提高治疗依从性，每天严格按照医嘱服药，定期复查。对于艾滋病患者来说，坚持治疗是保持健康的关键。

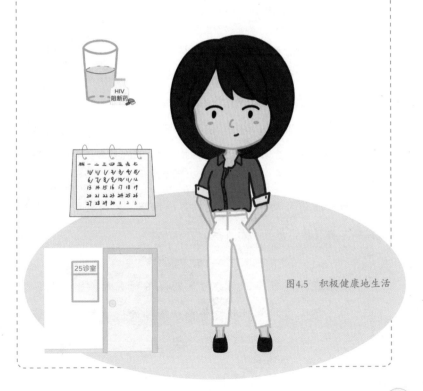

图4.5　积极健康地生活

Q54：偶尔不吃抗HIV的药会有危险吗？

Q54
/AIDS

　　研究表明，艾滋病抗病毒治疗依从性必须要达到95%以上才能有效抑制病毒复制。如果把服用艾滋病抗病毒药当成吃饭，想吃就吃，想不吃就不吃，那最终千里之堤将溃于蚁穴。

　　如同打仗，如果不一鼓作气打败敌人，那么就会给敌人警醒、恢复元气的机会，再以相同的战略去攻打敌人时，敌人已有应对之策。与HIV作战也是一样，抗HIV药物如果不规律服用，时而吃，时而不吃，不但不能抑制病毒复制，反而会增强病毒的战斗力，产生耐药性，使抗HIV药物对HIV没有攻击力。

　　当一种药无效，就只有更换另一种药，久而久之，将会面临无药可换，最终无药可治。

　　如果不规律服药，病毒的复制得不到有效抑制，人体的免疫系统就会遭到破坏，各类疾病将会接踵而至，威胁生命。

Q55：规律抗病毒有哪些好处？

规律服用抗HIV的药物极其重要，个体受益显而易见。

1. 对于HIV感染者自身而言，体内病毒得到抑制后，免疫系统免受破坏，减少机会性感染等并发症的发生，能与其他人一样拥有健康和寿命。

2. 如果是一位准备要小宝宝的HIV感染的女性，规律抗病毒治疗直接关系到你能否生育一位健康宝宝。

3. 对于儿童HIV感染者尽早开始规律抗病毒治疗，可明显降低艾滋病相关死亡率。

4. 规律抗病毒治疗者可以与性伴侣正常生活。

5. 规律抗病毒治疗可以减轻心理负担，确保可以进行正常社会交往。

6. 规律抗病毒治疗可以降低人体内病毒载量，从而降低传染风险，为艾滋病的防控做出重要贡献。

Q56：哪些抗HIV的药物会引起过敏反应呢？

　　HIV感染者患过敏性疾病的概率很高，主要包括过敏性鼻炎（花粉热）、药物过敏和哮喘。

　　在我国，艾滋病抗病毒的免费药物治疗首选方案是三联疗法，其中的依非韦伦容易导致药物过敏反应，引起过敏性皮疹。

　　还有一种比较常用的抗病毒药物叫阿巴卡韦，它可以在5%～8%的HIV感染者中引起危及生命的超敏反应。

Q57：吃了抗HIV药后出现过敏反应怎么办？

　　发生过敏反应先别慌，这不是特例，很多人吃了艾滋病抗病毒药物都可能出现过敏反应。当发生过敏反应的症状时，首先要确认是不是药物引起的，而且要保持良好的心态，同时还应明白以下三点。

1. 轻度过敏不要擅自停药。密切观察下继续服药，艾滋病的抗病毒药物治疗的连续性十分重要，没有医生的医嘱不能擅自停药。

2. 可以提前预防。阿巴卡韦造成的超敏反应具有遗传易感性，但这种易感性可以在用药前通过实验室检查结果来判断。

3. 可以处理。过敏性皮疹常常伴随着皮肤瘙痒，服用地氯雷他定、奥洛他定等抗过敏的药物后可以缓解。

 Q58：HIV怎么才算得到了有效控制？

艾滋病抗病毒治疗的有效性主要通过以下三方面进行评估：病毒学指标、免疫学指标和临床症状，其中病毒学指标改变是最重要的依据。

1. 病毒学指标：大多数患者在高效抗反转录病毒治疗后血浆病毒载量4周内应下降1个lg以上，在治疗后的3～6个月病毒载量应达到检测不到的水平，即小于检测下限（<20或<50拷贝／mL）。

2. 免疫学指标：启动艾滋病抗病毒治疗后1年内，$CD4^+T$淋巴细胞计数与治疗前相比增加30%或增长100个／μL，说明治疗有效。

3. 临床症状：艾滋病抗病毒治疗后，患者机会性感染的发病率和艾滋病的病死率可以大大降低。对于儿童，可以观察其身高、营养及发育改善情况。

病毒学指标	高效抗反转录病毒治疗后血浆病毒载量	
	4周内	3～6个月
	下降1个lg以上	检测不到 小于检测下限(<20或<50拷贝/mL)

免疫学指标	启动艾滋病抗病毒治疗后1年内
	$CD4^+T$淋巴细胞计数与治疗前相比 增加30% 或 增长100个/uL

临床症状	机会性感染的发病率	病死率
	大大降低	大大降低

图4.6 HIV控制的有效指标

如果在启动治疗或调整方案24周后，血浆病毒载量持续>200拷贝／mL，或者病毒完全抑制后又出现病毒载量≥200拷贝／mL，我们视为抗病毒治疗失败。

生活小贴士

1. 贤者之间的交情，平淡如水，不尚虚华。

2. 文身有感染传染病的风险，应三思而后行。

名言警句

顽强的毅力能够征服世界上任何一座高峰。

——狄更斯

坚持就是胜利

　　小倩因为肺炎住院检查，肺炎还没治愈，结果被确诊为HIV感染者。穷人家的孩子早当家，以前遭遇的各种困难练就了小倩的自立自强，面对肺炎和HIV感染的双重打击，小倩很清楚伤心并不能让疾病消失，只有积极接受治疗才能继续活下去。

　　只是小倩在服用抗病毒药物的第4天就出现了食欲不佳和乏力，小倩急忙把这些情况告诉了自己的主诊医师，医师告诉她再观察一段时间，因为服药时间太短，暂时无法判断是不是抗病毒药物的副作用，这种身体不适也有可能是肺炎、个人没有休息好或者不良情绪等引起的。好在没两天食欲不振和乏力的症状也就好转了，肺炎也治好了。

　　出院后，小倩继续遵医嘱服药，并且用手机设定了服药的闹铃，避免错过服药时间，或者遗漏服药，让病毒产生耐药性，致使服用的这组药失效。但每次服药时总是难以下咽，感到喉咙僵硬，身体下意识害怕吞下这些药，使劲吞下去后，过不了多久，又会反胃吐出来。

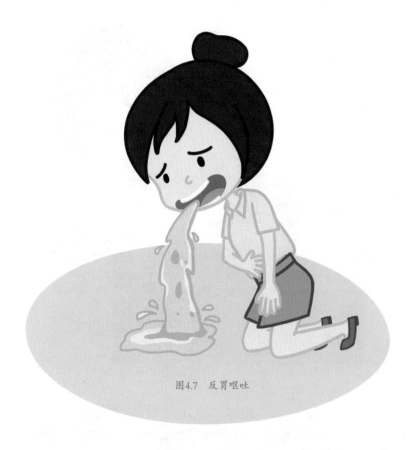

图4.7 反胃呕吐

接连一个月，小倩每天都是频繁呕吐，有时蹲在厕所吐，连胃酸都吐出来了。一个月下来，小倩明显瘦了，而且皮肤发黄，她实在受不了了，就去找了主诊医师。主诊医师看到小倩的情形，肯定地说你这是黄疸，可能肝功能受到损害了，需要抽血检查。

果然，检查报告单显示转氨酶、总胆红素、直接胆红素、间接胆红素等肝功能指标异常。主诊医师便给小倩开了一些保肝药物，服用保肝药物一周后，各项指标恢复正常了。

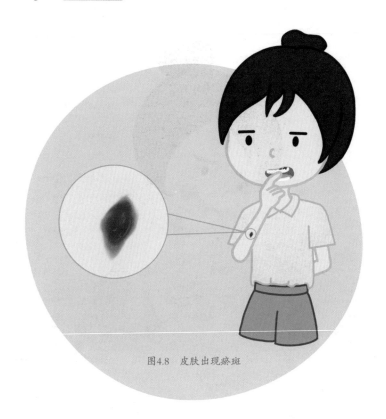

图4.8　皮肤出现瘀斑

　　然而，小倩的苦难并没有因为这次肝功能受损而结束。她在服药第3个月又感到了明显乏力，而且皮肤出现瘀点瘀斑、牙龈出血。医院就诊，查血后发现血小板很低。医生告诉她，考虑抗病毒药物引起的骨髓抑制所致。住院后经过专科治疗，小倩骨髓抑制的症状也慢慢好转。

　　虽然经历了如此多的折磨，但后面小倩也慢慢适应了艾滋病抗病毒药物，而且HIV似乎也被小倩坚强的意志力所折服，像投降了一般，不再在小倩身体里造次。

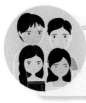

Q59：抗HIV药物一般有哪些不良反应？

是药都有三分毒，跟其他药物一样，抗HIV的药物也可能引起一些不良反应，或多或少、或轻或重，包括短期不良反应和长期不良反应。

1. 消化系统的不良反应。

恶心、呕吐、腹胀、腹泻等多由齐多夫定引起，洛匹那韦／利托那韦也可导致腹泻，司他夫定可引起腹部绞痛。

但这些情况大多不严重，及时咨询、就诊，予以止吐、止泻等对症治疗以后可以缓解。但如果干预后仍无缓解，症状还持续加重或超过2周，则需要到指定医院进行评估和治疗。

2. 骨髓抑制。

骨髓抑制就是骨髓的造血功能受到抑制，导致血液中的白细胞、红细胞、血小板减少，从而引起贫血、出血、抵抗力下降等。齐多夫定容易引起骨髓抑制，常在艾滋病抗病毒治疗前4个月内出现。

骨髓抑制前期仅凭肉眼是无法发现的，只有通过查血化验来发现。如果骨髓抑制严重，可以遵医嘱把齐多夫定更换为替诺福韦，所以遵医嘱定期随访监测血常规非常重要。

3. 皮疹。

许多抗HIV药物可引起皮疹，即皮肤出现红斑、瘙痒、疹子，甚至出现水疱、溃疡、坏疽等。以非核苷酸类药物最明显，尤其是奈韦拉平，一般发生在治疗前3个月。

出现了皮疹，一定要去就诊咨询，以寻找下一步处理方案。

4. 肝毒性。

奈韦拉平和依非韦伦这两种药物容易引起肝功能损害。一般在抗HIV治疗前1～3个月内出现肝功能指标异常、皮肤及眼睛变黄、皮肤瘀点瘀斑、鼻黏膜／牙龈出血、精神／行为异常等症状。

5. 肾脏损害。

肾脏损害可以发生于治疗的整个过程，主要引起肾脏损害的药是替诺福韦。

6. 骨密度下降。

使用抗病毒药物后可能会出现骨密度下降，但是过程相对缓慢。

7. 中枢神经系统不良反应。

中枢神经系统不良反应的症状多发生在服药后2～4周，

如出现头痛、头晕、失眠／嗜睡、多梦、情绪异常、注意力不集中等，主要由依非韦伦引起。

8. 周围神经病变。

常见的周围神经病变的症状有：乏力／无力、刺痛、麻木、手臂和腿部感觉丧失、足部或手部有烧灼感等。主要由抗病毒药物中司他夫定引起，通常出现在开始治疗3个月以后。

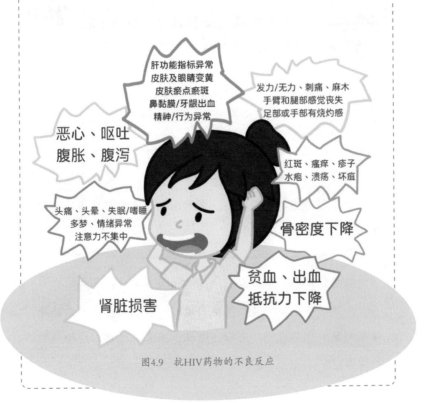

图4.9　抗HIV药物的不良反应

出现了药物不良反应，也不要恐惧，及时就医咨询专业人员，辨别是否为艾滋病抗病毒治疗药物引起的，及时采取正确的处理措施。虽然上面的种种不良反应看着很折磨人，但是大部分药物不良反应是自限性的，6～12周可自行好转。

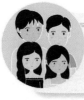

Q60：如何监测抗HIV药物引起的不良反应？

艾滋病抗病毒治疗后定期复查极其重要，艾滋病防治医务人员会根据患者的疗程来安排检测，以及时发现药物不良反应，采取恰当的处理措施。同时需要学会自我监测，毕竟医生并不能24小时在身边。

监测艾滋病抗病毒治疗引起的不良反应要做到以下两点：

一察。即观察，自己观察肉眼可见或能切身感受到的身体不舒服。比如皮疹、恶心、呕吐、头晕、头痛、情绪异常等情况。

二查。即检查，主要是通过医疗检验检测技术发现隐秘的药物不良反应。

检查时机1：开始抗病毒治疗前做一次检查。

检查时机2：开始抗病毒治疗后遵医嘱定期复查。

检查时机3：出现可观察到的不良反应时有针对性地检查。

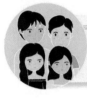 **Q61：抗HIV药物都是免费的吗？**

并非所有抗HIV药物都是免费的。

抗HIV药物有三种，包括国家免费提供的药物、医保可报销的药物和自费购买的药物。

确诊的艾滋病感染者，医生根据患者的体质、经济、耐药、不良反应以及个人意愿等多方面综合评估，制定个体化的治疗方案，当地疾控中心再根据医生的处方采购药物，免费发放给患者。

除了极少数患者因为对免费药物耐药，或出现严重的不良反应，或者自愿自费等特殊情况不能使用国家免费抗病毒药物外，大部分HIV感染者接受抗病毒治疗的药物都是免费的。

但是并非所有医疗机构都有艾滋病抗病毒药物，也并非所有的医疗机构都有发放艾滋病抗病毒治疗药物的权限。国家规定：在每个地区（区／县）至少有一家医院作为收治HIV感染者的指定医院，这些指定医院有艾滋病抗病毒治疗中心，即可以领取抗病毒药物的地方。

 Q62：HIV检测是免费的吗？

HIV免费检测具体是指HIV确诊试验和治疗前HIV抗体检测免费，部分定期复查的项目也免费，如：血常规、肝肾功、病毒载量、CD4$^+$T淋巴细胞等。

但是大多数医院初筛时进行艾滋病毒检测需要收费，费用在几十元左右。还有在抗病毒治疗过程中，部分患者可能会出现肝、肾功能受损等情况，需要进行保肝、保肾治疗，这些保肝、保肾类药物属于自费的。以及在治疗艾滋病过程中，如果出现并发症，治疗并发症所产生的费用都是需要自费的。

1. 以诚感人者，人亦诚而应。

2. 爱以诚为基石！HIV感染者，应坦诚告知性伴侣。

行谨则能坚其志，言谨则能崇其德。

——胡宏

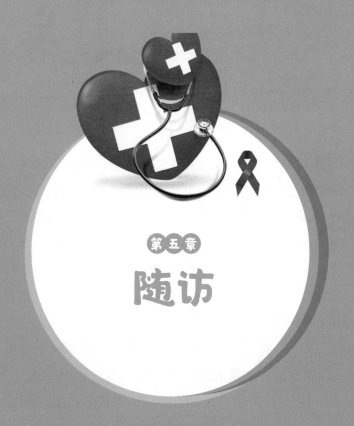

第五章

随访

"老病号"
李阿姨的困惑

    李阿姨在医院感染科当护工有十多年了，从来做事都小心谨慎，既能把患者照顾得细致入微，又能让护士省心。虽然感染科的工作不容易，但是李阿姨总是很积极地参加科室和医院的系统培训，将自我防护和标准预防严格落实到实处。

    一天，李阿姨如往常一样护理完患者，准备去大厅里休息一会儿，却发现好多医护人员正在1107病房抢救一个病情危重的患者。李阿姨在科室这么多年，也见多了，心想：这么多医生在，应该没啥问题。果然，在医护团队的齐心协力下，患者的病情暂时平稳了，但需要送到ICU继续观察、治疗。

    患者转走后，李阿姨去收拾床位，在清理桌上的物品时，突然手指尖传来一阵痛感，定眼一看，原来手指不小心被桌子上的剃须刀给刮伤了。李阿姨知道这种事绝对不能马虎，于是立刻脱去手套，快速走到卫生间，从手指根部向指尖轻柔地挤血，然后打开水龙头持续用水冲洗，再用0.5%的碘伏对伤口进行消毒及包扎处理。

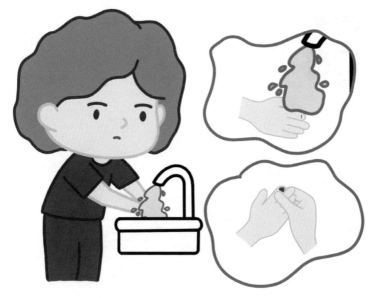

图5.1　李阿姨冲洗伤口和挤血

　　处理完毕的李阿姨赶紧去问家属，桌上的剃须刀是谁的，家属说是患者使用过的。李阿姨赶紧跑去护士站，请护士帮忙查看患者有没有传染病。这一看，把李阿姨吓得不轻，这个患者竟然有艾滋病，不过好在医院平时培训到位，紧急处理得当，但仍然需要按照医务人员职业暴露流程进行登记上报，完善相关检查，然后按照医生的医嘱服用阻断药物。

　　可是，李阿姨想到自己是个"老病号"了，每天都吃着治疗糖尿病、高血压和风湿病的药物，也不知道这些药物和阻断药之间会不会"相冲"。做事谨慎小心的李阿姨赶紧跑去医生办公室，这可得去向医生咨询清楚，不能因为无知害了自己啊！

能一起服用。对于有糖尿病的HIV感染者,血糖控制策略与一般人群大致相同。

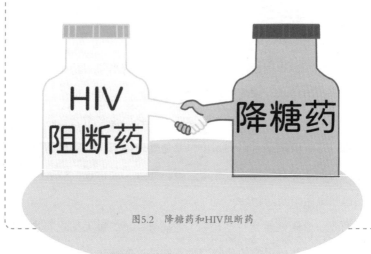

图5.2　降糖药和HIV阻断药

与非HIV感染者相比，接受抗反转录病毒治疗的HIV感染者更容易出现胰岛素抵抗和胰岛素分泌减少的风险，使原有糖尿病血糖控制较差或者新发糖尿病患者易出现酮症酸中毒。

现有研究也发现，核苷类反转录酶抑制剂能改善胰岛素抵抗和减少2型糖尿病的发生风险。

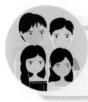

Q64：糖尿病患者吃抗HIV药有什么特殊要求呢？

不管是不是糖尿病患者，在接受抗HIV治疗前都需要筛查有无糖尿病，启动抗反转录病毒治疗前后均需要持续监测血糖情况。筛查时间包括：

1. 启动治疗前，就是还没有开始吃抗HIV药的时候。

2. 开始抗反转录病毒治疗前。

3. 开始新方案后1～3个月内。

在这三个时间点需要检测糖化血红蛋白和／或空腹血糖，此后在用药期间每3～6个月检查1次。具体筛查项目需要遵循医生制定的方案。

在开始用药后，糖化血红蛋白值可能不能准确反映患者的血糖，因此医生会改用空腹血糖≥7mmol／L或糖耐量试验结果来诊断。

Q65：抗HIV药能和高血压药一起服用吗？

可以的。但因为很多艾滋病患者身体较为虚弱，需要严格遵从医嘱，准确使用药物剂量，不能一味追求快速降压而增加药物剂量，要循序渐进。

平时要注意监测血压，并按时到医院复查，看血压是否引起了相应的器官病变，并监测HIV病毒载量，以评估抗病毒效果。

Q66：抗HIV药能和风湿药
　　　一起服用吗？

有的抗HIV药物与治疗风湿病的药物有一定的反应。

1. 有的需调整剂量并密切监测肾功能，如双氯芬酸钠。

2. 有的虽有一定影响，但不需要调整剂量，需要密切监测肾功能，如阿司匹林、塞来昔布、布洛芬、尼美舒利、吡罗昔康等。

3. 拉米夫定与肾小管清除的药物，如甲氧苄啶和磺胺甲噁唑同时使用时，可使拉米夫定血药浓度增加，需要密切观察不良反应。

具体情况须根据所使用的药物而定。

需要注意的是，艾滋病和风湿类疾病都会引起关节疼痛，所以很容易导致艾滋病漏诊或误诊。而且有风湿性疾病的患者，HIV检测可能出现假阳性，所以需要做多次检查以明确诊断。

1. 请握住"抗艾"的利剑，披荆斩棘，延展艾滋病感染者最长的生命线。

2. 当命运扼住了你的喉咙，越挣扎反而越窒息，理性却能换来呼救的机会。

3. 不要在高光时刻放纵自己，不要在低谷时期放弃自己！

生命至上，终结艾滋，健康平等。

——2021年12月1日 第34个"世界艾滋病日"

我国艾滋病日宣传主题

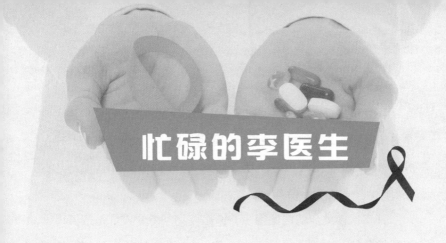

忙碌的李医生

李医生是感染科的主治医生，每次坐诊的时候都会遇到形形色色的人，听到各种让患者和家属困扰的事，但今天很奇怪，接连的三个病人都在咨询同一类问题。

先来的是王阿姨，可她并没有患病，真正的病人是她的儿子小陈，可是小陈却没有来。本来看诊必须要见到病人才行，可是王阿姨不断求着医生，让李医生救救自己的孩子。原来她的儿子半年体检时查出了乙肝和丙肝，本来在好好吃药治疗，可是谁想到又诊断出了艾滋病，还在读大学的小陈根本没办法接受，现在休学在家躺着，每次吃药都是王阿姨逼着小陈吃。可眼下小陈越来越瘦，精神越来越差，不知道是不是将治肝病的药和抗HIV的药一起吃的原因。

紧接着来的是潇潇，她是一个从小爱美的女孩，可是因为在一家私人诊所洁牙感染了HIV，不过进行艾滋病抗病毒治疗后，一直以来的状况都挺好的。可最近又出现发热，去医院，医生说是结核杆菌感染，但还是想来大医院看看，毕竟两种药一起吃，怕出错。

第三位是自己的老病号，已经抗"艾"20年的小江，但这次他拿着病理检查结果进来，说自己在老家医院查出来得了肺癌，现在肿瘤科的医生让吃靶向药，为了安心，想来了解下抗HIV的药是不是要停，一起吃会不会有影响。

其实这样类似的问题很多，来医院询问专业人员是最值得提倡和推荐的。实践证明，三位患者在李医生的指导下治疗效果都很好。

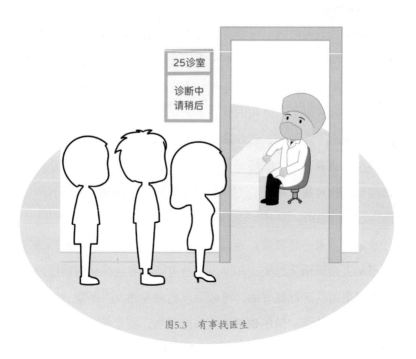

图5.3　有事找医生

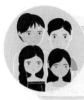

Q67：抗HIV药物可以和治疗乙肝、丙肝的药物一起服用吗？

抗HIV和治疗乙肝就像是一场复杂的战争，这场战争的共同目标是通过长期抑制HIV、HBV（乙肝病毒）的复制，阻止它们扩散。在这个过程中，抗病毒药物是阻击它们最有效的武器。

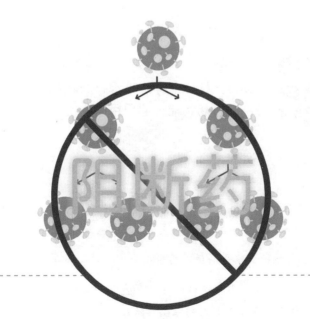

图5.4　抗病毒药物斩断病毒复制

实际上，很多抗HIV药物也具抗HBV活性，如拉米夫定、恩替卡韦，这些药物的原理都是抑制病毒DNA的复制与合成。目前抗HBV一线药物替诺福韦，本来也是抗HIV药物，后来才用于治疗乙肝的。

HCV（丙肝病毒）感染是可以治愈的，抗HCV治疗可明显延缓或阻断肝纤维化进展，降低ESLD（ART之后终末期肝病）的发生率和死亡率，同时能提高患者对ART（抗反转录病毒治疗）的耐受性和依从性，有助于免疫重建。

所以，抗HIV药物可不可以和抗HBV、抗HCV药物一起吃呢？答案当然是肯定的。

Q68：抗HIV药物和治疗结核病的药物能一起服用吗？

可以一起服用。

所有合并结核病的HIV感染者或艾滋病患者，无论其 $CD4^+$ T淋巴细胞计数水平高低，均应接受抗反转录病毒治疗，且其结核病的治疗原则与普通结核病患者相同。最好在抗结核治疗后2周内尽早启动抗反转录病毒治疗。

结核病患者在抗HIV治疗时，需密切监测药物不良反应，注意药物间的相互作用，必要时遵医嘱调整抗HIV药物或抗结核药物剂量，需要在专科医生指导下使用。

Q69：抗HIV药物能和抗肿瘤药物一起服用吗？

可以一起服用。

艾滋病合并肿瘤患者和普通肿瘤患者的治疗方案相差不大，不同的是需要根据患者自身免疫力情况调整用药。在不影响艾滋病抗反转录病毒治疗的情况下，医生会根据肿瘤特性制定针对性的化疗方案。

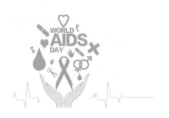

生活小贴士

　　生活不可能像你想象得那么好，但也不会像你想象得那么糟，人的脆弱和坚强都超乎自己的想象！接纳自己的过错和不足，才能坦然面对此生，人生不就像延绵不绝的山峰吗？山峰、低谷交替相织。

名言警句

　　我要扼住命运的咽喉，它妄想使我屈服，这绝对办不到。生活是这样美好，活他一千辈子吧！

——贝多芬

打不倒的小正

小正毕业后顺利走上了工作岗位，工作兢兢业业，业绩不比老员工差，很快得到了领导提拔，这使小正更加努力。

一次朋友聚会，大家都高谈阔论，谈事业，谈家庭，谈感情……也许是一直以来工作压力太大，也许是还没有从刚刚分手的悲伤中走出来，那一次，小正喝多了。

在酒精的刺激下，小正放纵了自己，那一夜，小正彻夜未归。

第二天酒醒后，小正后悔没有把持住自己，过分放纵自己会使生活糜烂，他不想成为那样的人。他下定决心，要继续努力工作，好好生活，相信通过努力一定可以找到自己的幸福。

半年后，小正感冒了，吃了好多感冒药都不见效，症状反而略有加重。一天晚上，小正发烧得实在难受，便打车去医院看急诊。

急诊科的夜是"热闹"的，演绎着人生百态。

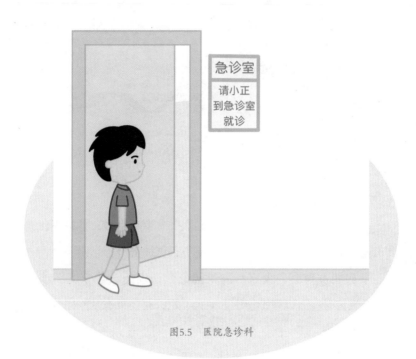

急诊室

请小正
到急诊室
就诊

图5.5　医院急诊科

　　医生耐心地询问病史、抽血检查，结果出来，医生告诉小正："检查结果为HIV初筛阳性，需要尽快去疾控中心或有确认资质的医疗机构进一步做确诊试验。"医生的话犹如有千斤重，压得小正几乎无法动弹。

　　"难道就是那一次……"他突然想起那次放纵的行为，难道一次错误就要葬送他年轻的人生？

　　确诊试验很快就出来了，结果依然是阳性。医生说，小正的CD4$^+$T淋巴细胞计数有400个／μL多，需要马上开始抗病毒治疗，这样才可以很好地保护免疫系统。

　　在医务人员的指导下，小正开始了漫长的抗"艾"之路。但一吃药，小正总恶心、想吐，还经常头晕、嗜睡及做噩梦。虽然很痛苦，但小正还是咬牙坚持下来，并积极调整心态，渐渐地不良反应越来越少。一年之后小正感觉身体状况挺好的，各种检查结果都在正常范围内。

Q70：抗病毒治疗后病情稳定了为什么还要按时复查?

　　医生总是会不厌其烦地强调："一定要按时吃药，定期到医院复查。"为何医生如此看重复查这件事?

　　那是因为通过检验、检查，医生才能了解患者体内$CD4^+T$淋巴细胞、HIV及抗HIV药物三者之间激烈角逐的阶段性成果，以及人体对这场战役产生的反应。

　　定期复查有以下目的:

　　1. 疗效评估:定期复查可以更好地了解艾滋病的疾病进程和抗病毒治疗效果，方便HIV感染者随时了解身体的状况。

2. 监测病毒：若病毒载量检测结果低于检测下限，表示没有检测出病毒载量，说明抗病毒治疗效果显著；若病毒载量检测结果高于检测下限，表示检测出病毒载量，则需要根据病毒载量调整治疗方案。

3. 减少感染：定期监测CD4$^+$T淋巴细胞数量，可以提示机体防御系统的防护等级，以便及时进行干预，提高防护等级，防止其他病毒的入侵，预防其他感染发生。

4. 预防并发症：抗病毒药物作用于身体，可能导致代谢紊乱、体重增加、骨质疏松、肝肾损伤等不良反应。服药过程中定期监测可以更早发现并发症、不良反应及耐药性。

5. 调整治疗方案：治疗过程中，病毒载量和CD4$^+$T淋巴细胞数量都会发生动态变化，定期复查，有助于及时调整治疗方案，维持病情稳定。

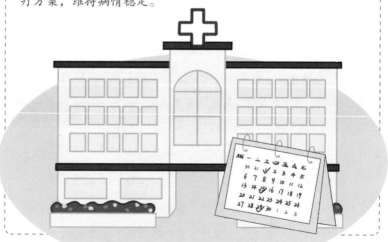

图5.6　定期复查的重要性

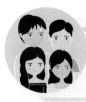

Q71：复查需要查什么？多长时间复查一次呢？

复查的项目包括一般检查、免疫学检查和实验室检查等，每项检查的频次也有所不同。

1. 一般体格检查、血常规、尿常规、生化指标（肝肾功、血脂、血糖、淀粉酶、电解质）每三个月复查一次，若检查结果有异常或者身体出现不适症状则需要增加频次，缩短复查间隔时间。

2. $CD4^+T$淋巴细胞检测频次如表5.1所示。

表5.1　$CD4^+T$淋巴细胞检测频次

一般在启动治疗前		检测1次
启动治疗3个月后		检测1次
治疗后2年以内	$CD4^+T$淋巴细胞计数 $<200\sim300$个／μL	建议每3月检测1次
	$CD4^+T$淋巴细胞计数 >300个／μL	建议每6月检测1次

149

治疗2年后若体内病毒被充分抑制	CD4$^+$T淋巴细胞计数在300～500个／μL	建议每12月检测1次
	CD4$^+$T淋巴细胞计数>500个／μL	可选择性检测
抗反转录病毒治疗延迟或失败		建议每3～6月检测1次
更换药物方案		
治疗过程中重复检测病毒载量>200拷贝／mL		

3. 病毒载量检测。

（1）初始治疗后，第 1 次检测应在治疗后 4 周左右，然后每 3 个月检测一次，直到病毒完全被抑制。

（2）治疗后 2 年以内，建议每 3～4 个月检测 1 次。

（3）治疗 2 年以后，如果病毒被稳定抑制，则每 6 个月检测 1 次。

4. 病毒耐药性检测。需要在有经验的医师指导下决定是否检测。

5. 其他项目。感染性疾病常规筛查、腹部B超、胸片、心电图等项目可每年进行一次检查。

注意！抗"艾"之路漫长，为了保障你的安全与治疗的有效性，请严格遵照医嘱定期复查。

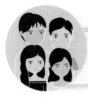

Q72: 抗病毒治疗后去哪里复查呢?

　　HIV感染确诊后,尽快在当地疾控中心建档,建档后去疾控定点医院(抗病毒治疗中心)体检,体检后与医生沟通拿药,并确认复查时间。

　　治疗过程中可以选择持续在一个抗病毒中心复查,熟悉的地方,熟悉的检查流程以及熟悉你病情的医生,更易获得良好的就医体验,提高定期随访和检查的依从性。

　　如果因为工作或者生活等原因,离开了原来居住地,发生跨省或者跨市流动时,尽快与疾控中心联系,做好异地流动的转诊手续,重新落实定点医院,方便复查。

　　遇到特殊情况不能及时办理转诊手续时,也不必惊慌,可借助网络门诊或微信等通信方式与医生进行交流。沟通好需要完成的检查项目后,在就近的医院完成检查,然后将检查结果反馈给医生,在医生指导下继续治疗。

　　由于地域差异,各地政策有所不同,具体需要详细咨询当地疾控中心。一般来说抗病毒治疗过程中,各地疾控中心每年会组织感染者免费检测1～2次CD4$^+$T淋巴细胞和1次病毒载量。其他检查项目各地区政策差异较大，提供的免费检查项目和每年免费检查频次也各不相同，以所在地的具体情况为准。

Q73: 医生开了检查我不想做，会有什么严重后果呢？

医生开具的每一项检查都是有意义的。

1. $CD4^+T$细胞检测：可以帮我们了解机体免疫状态和病程进展，确定疾病分期，判断治疗效果和并发症。

抗病毒治疗失败多发生在治疗1年内，治疗早期患者极易因药物不良反应、漏服药物、机会性感染、其他基础疾病等，导致$CD4^+T$淋巴细胞计数不能理想上升，若及时发现免疫功能存在风险，改善治疗方案，能有效降低抗病毒治疗失败率。

如果感染者定期检测$CD4^+T$淋巴细胞的意识不足，就难以了解疾病的进展情况，对于后期的治疗和对病情的控制都会造成不良影响。

2. 病毒载量：病毒RNA的多少可直接、客观地反映病毒在体内的复制水平。

与临床症状和CD4$^+$T淋巴细胞相比，病毒载量更直接反映抗病毒治疗效果和传染性，是评价治疗效果和HIV／AIDS传播风险的优选指标。

患者服药的依从性差，药物和药物、药物和食物之间的相互作用，可能会导致病毒学失败或病毒学反弹，即在达到病毒学完全抑制后又出现病毒载量升高。

尤其是那些经过抗病毒治疗，病毒被抑制后及反弹前，在血液和生殖道暂时未检测出病毒的感染者，可能会出现所谓的"治疗者乐观心理"，又受到"测不出病毒的HIV感染者没有传染性"观念的影响，可能增加病毒传播的风险。

3. 病毒耐药：是指由病毒遗传变异引起的、对抗病毒药物抑制作用敏感性降低或不敏感的现象。耐药毒株的出现为抗病毒治疗带来了极大困难，如果不定期复查，就难以发现耐药毒株，导致耐药毒株传播，甚至耐药性毒株交叉及多重耐药的流行，从而导致抗病毒治疗失败。

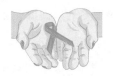

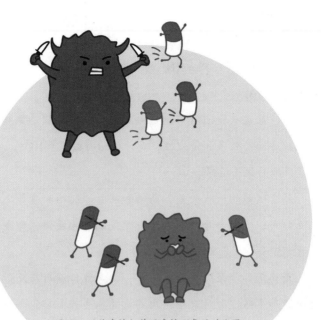

图5.7 耐药毒株与普通毒株形象的对比图

Q74: 艾滋病的预后如何？

Q74
AIDS

感染HIV后调整好自己的心态很重要，不要自暴自弃，要积极面对生活，积极配合治疗，一定要相信：艾滋病不再是绝症！是慢性病！找到正确的方法就能健康生活！

自1981年首例艾滋病病例报告以来，艾滋病一直是全球最重要的公共卫生挑战之一。1996年抗病毒治疗的出现成了人类治疗与控制艾滋病的里程碑，至此艾滋病从绝症逐渐转化为可防可控的慢性传染病。截至2022年底，我国122.3万例HIV感染者中，92.9%正在接受抗病毒治疗，治疗成功率达96.1%。

抗病毒治疗是目前治疗艾滋病的唯一方法，治疗后有以下几种可能：

1. 长期稳定无症状。感染者经过治疗后人体免疫功能及时得到修复，病原菌入侵时，不易发生感染，治疗效果良好，可健康长寿。多见于及时进行抗病毒治疗，服药依从性好，且未出现病毒耐药及严重药物不良反应者。

2. 慢性疾病状态。感染者实现部分免疫重建，降低机会性感染和艾滋病相关肿瘤的发病，然而，部分长期感染者可能出现高血压、糖尿病、血脂紊乱、冠心病、脑血管疾病、慢性肾病、非HIV相关肿瘤（尤其是肝癌、肺癌、乳腺癌、前列腺癌、结肠直肠癌等）、慢性阻塞性肺疾病（COPD）、非酒精性脂肪肝、骨骼疾病等，严重影响感染者的生活质量。

3. 死亡：随着治疗覆盖面的扩大，艾滋病病死率显著降低，2015—2019年全国成年HIV／AIDS抗病毒治疗患者的病死率保持在1.95%～2.38%的低水平波动。部分感染者由于免疫重建效果较差、药物不良反应严重、治疗依从性较差、基础疾病严重、发现HIV感染时即为艾滋病期或治疗不及时等因素导致预后较差，艾滋病病程发展为3期或4期，出现病程的恶化或死亡。

生活小贴士

1. 生病的滋味已经很难受了，不要因为漏检查，再让它雪上加霜。

2. 心若向阳，无谓悲伤。一念放下，万般自在。不恨不怨，不留不恋。那些过去的过不去的都将过去，微笑向暖，年华未央。

名言警句

人之生也，与忧患俱来，知其无可奈何而安之若命。

——梁启超

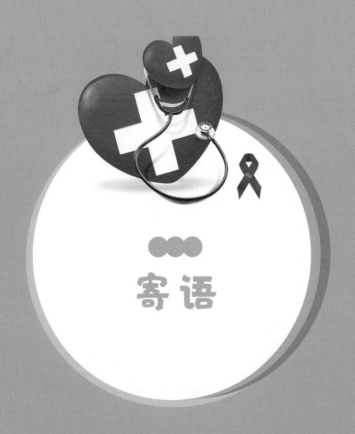

寄语

请相信，艾滋病的"功能治愈"虽迟必到

　　世界各地艾滋病防治领域不断传出利好消息，其中比较引人注目的是抗病毒药物的种类越来越多，每年还会不断有更新的、效果更好的、副作用更小的、服药更方便的药物被研发出来。

　　其中一种便是通过肌肉注射的长效创新疗法，每月注射一次，即可与每日服药达到同样的HIV病毒抑制效果。

　　这种新的用药方式，解决感染者每日定时定量服药的麻烦和痛苦，能获得更高的依从性，深受大家的期待。

　　作为全新疗法，它也有不完美之处，它在国内被推广使用可能还需要经历较长的时间，它昂贵的费用可能会将很大一部分"艾"友拒之门外。

　　尽管如此，至少这种治疗方式的突破，给我们以希望，或许将来它会被纳入医保范畴，成为主流的治疗手段。

　　此外，艾滋病疫苗的研发，也在逐步推进，全球科学界投入大量资源研发艾滋病疫苗，至今虽未有重大突破，但部分项目已进入临床试验阶段，令人翘首以盼。

　　经过近40年的努力，艾滋病"救命疗法"形势向好，为众多艾滋病感染者带来了希望，但仍面临巨大的挑战，防"艾"抗"艾"依然容不得半点懈怠。

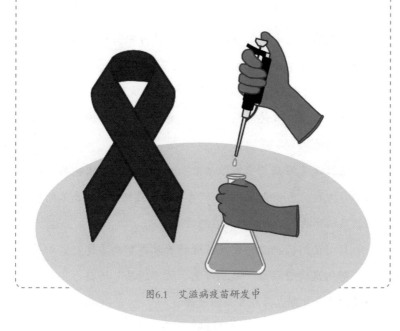

图6.1　艾滋病疫苗研发中

艾滋病什么时候能被治愈？艾滋病治愈是备受各国学者广泛关注的难点和热点问题，但是很遗憾地告诉大家，艾滋病什么时候能被彻底治愈，目前还没有确切答案。

目前为止，全球共有4例艾滋病患者最终实现了艾滋病感染的彻底治愈，他们分别是："柏林病人""伦敦病人""纽约病人""希望之城"，他们都运用了干细胞移植治疗法，但这种方法却不易被推广应用，因为干细胞移植治疗艾滋病需要满足比较苛刻的条件，而且移植本身就存在极高的风险，另外高昂的医疗费用也并非普通患者可以承担的。

但是它确实向我们展示了艾滋病是可以被治愈的，同时也证实了基因疗法作为治疗艾滋病想法的可行性。

现阶段，全球科学家正尽力寻找突破抗病毒治疗缺陷的方法，希望打破终身服药无法治愈的魔咒，实现艾滋病的"功能性治愈"。

什么是艾滋病"功能性治愈"呢？就是指停止抗病毒药物治疗之后，患者体内的HIV病毒载量仍然处于测不出来的状态，且机体的免疫功能维持在正常水平。

目前使用的抗病毒药物虽能够长期抑制病毒复制，但是不能够彻底清除病毒，一旦停药，被"囚禁"的病毒又开始活跃，拼命复制，并在几周内反弹。

　　最新研究的热点是通过反转潜伏减少潜伏感染细胞和永久压制或者沉默HIV病毒库，实现停药后，被"囚禁"的病毒不会重新复制，持续处于静默状态。

————————

　　近年来，"功能性痊愈"的现实案例已在各地陆续出现，随着医疗技术的不断发展成熟和治疗经验的积累，"功能性痊愈"这样的案例会越来越多，"艾"友终将受益。

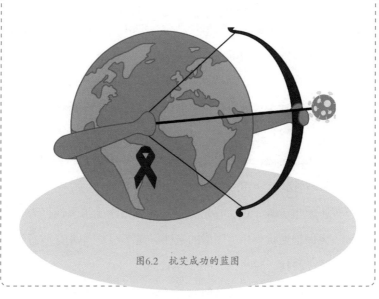

图6.2　抗艾成功的蓝图

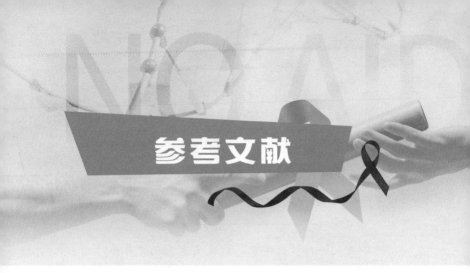

参考文献

［1］ 陈丽颖，王宗斌，张欣，等．某医学院校学生对学校艾滋病健康教育需求的调查［J］．中国健康教育，2017，33（03）：247-250.

［2］ 王宇明，李梦东．实用传染病学［M］．4版．北京：人民卫生出版社，2017.

［3］ 陈国春，卫峥，马波，等．艾滋病患者高效抗病毒治疗后免疫重建及预后影响因素的研究［J］．中华医院感染学杂志，2018，28（22）：3414-3417+3421.

［4］ 康乐，高佳，邵英．艾滋病恐惧症病例特点［J］．中国艾滋病性病，2018，24（10）：1053+1058.

［5］ 张德川，陈子煌，马跃，等．北京市学生男男性行为人群无保护性行为相关因素的定性研究［J］．中华预防医学杂志，2018，52（12）：1234-1238.

［6］ 李兰娟，任红．传染病学［M］．9版．北京：人民卫生出版社，2018.

［7］ 黄鹏翔，王国永，杨兴光，等．2008—2017年山东省50岁及以上艾滋病感染者／病人流行特征分析［J］．现代预防医学，2019，46（01）：176-179.

［8］ ARANT E C, HARDING C, TARGONSKI P V, et al. 351. HIV and aging: multimorbidity in older people living with HIV in one southeastern HIV clinic［J］. Open forum infectious diseases, 2019, 6(Supplement2).

［9］ 李超锋，杨萱，杨晓霞，等．郑州市HIV/AIDS病人一线抗病毒治疗失败发生规律及影响因素分析［J］．中国艾滋病性病，2019，25（03）：239-242.

［10］ RYOM L, COTTER A, DE MIGUEL R, et al. 2019 update of the European AIDS Clinical Society Guidelines for treatment of people living with HIV version 10.0［J］. HIV medicine, 2020, 21(10).

［11］ ALEM A T, SISAY M M, ALEMAYEHU A M. Factors affecting voluntary HIV/AIDS counseling and testing service utilization among youth in Gondar City, Northwest Ethiopia［J］. HIV/AIDS (Auckland, N.Z.), 2020,12.

［12］ PRAEW W, KESWADEE L, ALAN M, et al. HIV seronegativity in children, adolescents and young aduLts living with perinatally acquired HIV: A cross‐sectional study in Thailand［J］.Journal of the international AIDS society, 2020, 23(9).

［13］ 李双玉，赫晓霞，李慎坚，等．HIV抗体快速检测替代策

略的初步探究［J］. 中国艾滋病性病，2020，26（08）：867-870.

［14］孙丽君，王爱玲，张福杰，等. HIV阳性孕产妇全程管理专家共识［J］. 中国艾滋病性病，2020，26（03）：335-338.

［15］黄晓婕，吴昊. 三联抗病毒方案在HIV-1感染治疗中的地位和作用［J］. 中国艾滋病性病，2020，26（04）：447-451.

［16］徐俊杰，黄晓婕，刘昕超，等. 中国HIV暴露前预防用药专家共识［J］. 中国艾滋病性病，2020，26（11）：1265-1271.

［17］余军，刘长，熊君，等. 中老年艾滋病感染者生命质量及其影响因素研究［J］. 现代预防医学，2020，47（14）：2592-2596.

［18］邱涛，丁萍，徐晓琴，等. 江苏省2005—2019年接受抗病毒治疗的HIV/AIDS合并HBV感染情况分析［J］. 中华流行病学杂志，2021，42（10）：1829-1834.

［19］包浣钰，熊媛，MARLEY G，等. HIV自我检测的应用现状［J］. 中华流行病学杂志，2021，42（02）：258-262.

［20］刘聪蕊，霍琳琳，张伟，等. 141例HIV感染者合并梅毒HBV及HCV感染状况分析［J］. 中国艾滋病性病，2021，27（03）：307-308.

［21］ 罗强，付晴，翁羽. 3种抗病毒治疗方案对AIDS患者CD4$^+$T淋巴细胞水平的影响［J］. 检验医学与临床，2021，18（02）：232-234.

［22］ SABERI P, LISHA N E, ERGUERA X A, et al. A Mobile Health App (WYZ) for engagement in care and antiretroviral therapy adherence among youth and young aduLts living with HIV: single-arm pilot intervention study［J］. JMIR formative research, 2021,5(8).

［23］ CHEN W, DING Y, CHEN J, et al. Awareness of and Preferences for Preexposure Prophylaxis (PrEP) among MSM at High Risk of HIV Infection in Southern China: Findings from the T2T Study［J］. BioMed research international, 2021.

［24］ MARSHALL A, CAHILL S. Barriers and opportunities for the mental health of LGBT older aduLts and older people living with HIV: a systematic literature review［J］. Aging & mental health, 2021,26(9).

［25］ SOLEIMANVANDIAZAR N, ZANJARI N, KARIMI S E, et al. Investigating the effect of social support, social capital, and coping on the positive state of mind of Iranian older people with human immunodeficiency virus/acquired immunodeficiency syndrome［J］. Journal of education and health promotion, 2021(10).

［26］ SCHMALZLE S A, VIVIANO N A, MOHANTY K, et al.

People aging with HIV - protecting a popuLation vuLnerable to effects of COVID-19 and its control measures ［J］. AIDS care, 2021.

［27］ BISTOQUET M, MAKINSON A, TRIBOUT V, et al. Pre-exposure prophylaxis makes it possible to better live one's sexuality and guide men who have sex with men towards a responsible approach to their health: a phenomenological qualitative study about primary motivations for PrEP ［J］. AIDS research and therapy, 2021,18(1).

［28］ ROBINSON E, TAYLOR T. Social determinates of health among older aduLts living with HIV/AIDS ［J］. Innovation in aging, 2021,5(Supplement1).

［29］ 刘童童，陈清峰，李雨波，等. 艾滋病防治宣传教育实践与挑战［J］. 中国艾滋病性病，2021，27（11）：1179-1181.

［30］ 李传玺，林玉玺，王霖，等. 艾滋病高危人群对暴露后预防使用意愿的影响因素研究［J］. 中国艾滋病性病，2021，27（10）：1096-1101.

［31］ 金霞，王泓懿，张晶，等. 参加暴露前预防的男男性行为者HIV自我检测试剂使用现状及影响因素分析［J］. 中华流行病学杂志，2021，42（02）：278-283.

［32］ 韩孟杰，金聪，李敬云，等. 扩大艾滋病检测促进早检测专家共识［J］. 中国艾滋病性病，2021，27（11）：1202-1206.

［33］谢红，康冰瑶，唐建，等. 青少年学生艾滋病健康教育游戏需求调查与影响因素分析［J］. 中国艾滋病性病，2021，27（09）：956-959.

［34］陈韵聪，徐慧芳，何蔚云，等. 应用行为理论促进青少年学生性健康与艾滋病预防教育的实践与思考［J］. 中国艾滋病性病，2021，27（10）：1170-1173.

［35］何纳. 中国艾滋病流行病学研究新进展［J］. 中华疾病控制杂志，2021，25（12）：1365-1368.

［36］中华医学会感染病学分会艾滋病丙型肝炎学组，中国疾病预防控制中心. 中国艾滋病诊疗指南（2021年版）［J］. 中华传染病杂志，2021，39（12）：715-735.

［37］韦辉，李博，蓝光华. 中国老年人群艾滋病流行特征研究进展［J］. 应用预防医学，2021，27（02）：189-193.

［38］鲁华业，陈国红，张莹，等. 中国吸毒人群HIV感染率的Meta分析［J］. 中国艾滋病性病，2021，27（04）：360-364.

［39］MURZIN K, RACZ E, BEHRENS D M, et al. "We can hardly even do it nowadays. So, what's going to happen in 5 years from now, 10 years from now?" The health and community care and support needs and preferences of older people living with HIV in Ontario, Canada: a qualitative study［J］. Journal of the international AIDS society, 2022,25.

［40］钟璐莹，李军文，谢林娟，等. ≥50岁男男性行为者感染

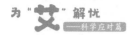

HIV影响因素的Meta分析〔J〕．中国艾滋病性病，2022，28（06）：754-757.

〔41〕RUIZMANRIQUEZ C A, HERNÁNDEZRUIZ V A, CRABTREERAMÍREZ B E, et al. A lower CD4＋／CD8＋ ratio predicts activities of daily living decline among older aduLts with HIV〔J〕. AIDS research and human retroviruses, 2022.

〔42〕WATTANASIRIKOSONE R, MODNAK C. Analysing transmission dynamics of HIV/AIDS with optimal control strategy and its controlled state〔J〕. Journal of biological dynamics, 2022,16(1).

〔43〕CHOI W A, SAKEAH E, ODURO A R, et al. Compliance to HIV testing and counseling guidelines at antenatal care clinics in the Kassena-Nankana districts of northern Ghana: a qualitative study〔J〕. PloS one, 2022,17(9).

〔44〕KABARAMBI A, BALINDA S, ABAASA A, et al. Determinants and reasons for switching anti-retroviral regimen among HIV-infected youth in a large township of South Africa (2002–2019)〔J〕. AIDS research and therapy, 2022,19(1).

〔45〕GARCIA C, REHMAN N, LAWSON D O, et al. Developing reporting guidelines for studies of HIV drug resistance prevalence: protocol for a mixed methods study〔J〕. JMIR research protocols, 2022,11(5).

［46］ HONG C, FEINSTEIN B A, HOLLOWAY I W, et al. Differences in sexual behaviors, HIV testing, and willingness to use PrEP between gay and bisexual men who have sex with men in China ［J］. International journal of sexual health, 2022,34(3).

［47］ MITRA P, JAIN A, KIM K. HIV and AIDS in older aduLts: neuropsychiatric changes ［J］. Current psychiatry reports, 2022,24(9).

［48］ NEMOTO T, XIE H, IWAMOTO M, et al. HIV risk behaviors and psychological well-being among men who have sex with men (MSM) in Kuala Lumpur, Malaysia ［J］. AIDS education and prevention, 2022,34(5).

［49］ 潘水水，白劲松. HIV/AIDS相关心血管疾病危险因素的研究进展［J］. 皮肤病与性病，2022，44（02）：136-142.

［50］ 张云，王敏，谭素敏，等. HIV暴露前预防在MSM中的应用进展和推广对策［J］. 中国艾滋病性病，2022，28（07）：872-877.

［51］ 何云. HIV急性感染期诊疗管理专家共识［J］. 中国艾滋病性病，2022，28（06）：730-734.

［52］ 戴振威，司明玉，吴奕锦，等. HIV相关知识及预期污名化对男男性行为者抑郁的影响——基于潜在类别分析［J］. 中国全科医学，2022：1-8.

［53］ GUO P, HOU F, CAO W, et al. Intimate partner violence and willingness to use pre-exposure prophylaxis among men who have sex with men in Chengdu, China. ［J］. Journal of interpersonal violence, 2022.

［54］ RYOM L, DE MIGUEL R, COTTER A G, et al. Major revision version 11.0 of the European AIDS Clinical Society Guidelines 2021 ［J］. HIV medicine, 2022,23(8).

［55］ MCHUGH G, KORIS A, SIMMS V, et al. On campus HIV self-testing distribution at Tertiary Level Colleges in Zimbabwe Increases access to HIV testing for youth ［J］. The Journal of adolescent health : official publication of the Society for Adolescent Medicine, 2022.

［56］ KALICHMAN S C, EATON L A, KALICHMAN M O. Perceived sensitivity to medicines and medication concerns beliefs predict intentional nonadherence to antiretroviral therapy among young people living with HIV ［J］. Psychology & health, 2022.

［57］ ALIVERDI F, BAYAT J Z, GHAVIDEL N, et al. Relationships among COVID-19 phobia, health anxiety, and social relations in women living with HIV in Iran: a path analysis ［J］. PloS one, 2022,17(10).

［58］ KNIGHT L, SCHATZ E. Social support for improved ART adherence and retention in care among older people living with HIV in Urban South Africa: a complex balance between disclosure and stigma ［J］. International journal of environmental research and public health, 2022,19(18).

［59］ LEE D Y, ONG J J, SMITH K, et al. The acceptability and usability of two HIV self‐test kits among men who have sex with men: a randomised crossover trial［J］. Medical journal of australia, 2022,217(3).

［60］ HILL M, TRUSZCZYNSKI N, Newbold J, et al. The mediating role of social support between HIV stigma and sexual orientation-based medical mistrust among newly HIV-diagnosed gay, bisexual, and other men who have sex with men ［J］. AIDS care, 2022.

［61］ GAO C, XIAO X, ZHANG L, et al. The relationship between acceptance of illness and quality of life among men who have sex with men living with human immunodeficiency virus: a cross-sectional study［J］. International journal of nursing sciences, 2022, 9(3).

［62］ ZHU Q, HUANG J, WU X, et al. Virologic failure and all-cause mortality among older people living with HIV/AIDS in South China.［J］. AIDS care, 2022.

［63］ 万彬，赵霞，雷丽梅，等. 艾滋病病毒携带者的社会支持研究进展［J］. 现代临床医学，2022，48（04）：306-309.

［64］ 李佳，辛若雷，任仙龙，等. 北京市基于"互联网＋"自检的701名男男性行为者的无保护肛交状况及影响因素［J］. 中国艾滋病性病，2022，28（08）：943-946.

［65］ 沙茵茵，徐立然，马秀霞，等．成人艾滋病临床指南
和共识的质量评价［J］．中国循证医学杂志，2022，22
（06）：706-715.

［66］ 曲美霞，刘童童，江虹，等．促进高校开展HIV宣传及服务
的探索——"美好青春我做主"高校防艾项目实践［J］．中
国艾滋病性病，2022，28（08）：881-883.

［67］ 张宏，陈剑惠，许绍溢，等．福州市男男性行为者HIV
尿液自检与哨点监测比较分析［J］．中国艾滋病性病，
2022，28（08）：947-951.

［68］ 庾泳，蔡慧玲，李辉，等．济南市未婚育的HIV阳性男男
性行为者的婚育意愿及影响因素［J］．中国艾滋病性病，
2022，28（09）：1024-1029.

［69］ 王毅，李六林，樊静，等．绵阳市男男性行为者HIV自检
意愿及其影响因素分析［J］．中国艾滋病性病，2022，28
（09）：1013-1017.

［70］ 刘思辰，于飞，薛珲，等．七城市男男性行为者HIV暴露
前后预防用药知晓和使用影响因素［J］．中国艾滋病性
病，2022，28（07）：810-815.

［71］ 中国性病艾滋病防治协会HIV合并结核病专业委员会．人类
免疫缺陷病毒感染／艾滋病合并结核分枝杆菌感染诊治专家
共识［J］．中华传染病杂志，2022，40（01）：6-19.

［72］ 刘春馨，张泽彧，岳清，等．上海市男男性行为者知情交
友的实施度及其与HIV感染的关系［J］．中国艾滋病性

病，2022，28（01）：82-86.

［73］ 王洋，庹琳，刘玮，等. 生殖健康教育对大学新生安全套使用自我效能及意向的影响［J］. 中国学校卫生，2022，43（06）：851-854.

［74］ 兰林友，王晗冰. 新型毒品与女性吸毒者高危性行为和艾滋病感染及传播的关系［J］. 医学与社会，2022，35（06）：60-64.

［75］ 金聪，邱茂锋，潘品良，等. 中国艾滋病抗病毒治疗20年的实验室检测进展与成就［J］. 中国艾滋病性病，2022，28（05）：505-508.

［76］ 刘颖，赵红心. 中国艾滋病相关机会性感染研究进展［J］. 中国艾滋病性病，2022，28（05）：512-518.

［77］ 戴萌娜，袭燕，尹文强，等. 中国男男性行为人群艾滋病暴露前预防用药接受率的Meta分析［J］. 中华预防医学杂志，2022，56（02）：197-202.

［78］ 胡荣，罗莉，曹琳，等. 中老年艾滋病患者确证前高危性行为特征分析［J］. 中国公共卫生，2022，38（07）：928-933.